实用乳腺、甲状腺诊疗进展

编著 李 娟

吉林科学技术出版社

图书在版编目（C I P）数据

实用乳腺、甲状腺诊疗进展 / 李娟编著. -- 长春 : 吉林科学技术出版社, 2022.6

ISBN 978-7-5578-9526-6

Ⅰ. ①实… Ⅱ. ①李… Ⅲ. ①乳房疾病－诊疗②甲状腺疾病－诊疗 Ⅳ. ①R655.8②R581

中国版本图书馆 CIP 数据核字(2022)第 115954 号

实用乳腺、甲状腺诊疗进展

编　　著　李　娟
出 版 人　宛　霞
责任编辑　赵　兵
封面设计　猎英图书
制　　版　猎英图书
幅面尺寸　185mm × 260mm
开　　本　16
字　　数　170 千字
印　　张　7
印　　数　1－1500 册
版　　次　2023年1月第1版
印　　次　2023年1月第1次印刷

出　　版　吉林科学技术出版社
发　　行　吉林科学技术出版社
地　　址　长春市南关区福祉大路5788号出版大厦A座
邮　　编　130118
发行部电话/传真　0431-81629529　81629530　81629531
81629532　81629533　81629534
储运部电话　0431-86059116
编辑部电话　0431-81629510
印　　刷　廊坊市印艺阁数字科技有限公司

书　　号　ISBN 978-7-5578-9526-6
定　　价　38.00 元

前 言

甲状腺与乳腺同属激素反应性器官，内分泌功能的变化与腺体疾病的发生有着密切的关系，乳腺肿瘤和甲状腺肿瘤的发生率明显高于正常人群，而甲状腺肿瘤与乳腺肿瘤的发病也具有相关性。希望本书的出版有助于临床医师对甲状腺乳腺肿瘤疾病有着更高的认识，有利于对甲状腺乳腺肿瘤的预防、治疗和改善患者的预后，以期为临床医师在疾病诊治中提供重要指导，试图帮助患者和家属了解正规就医和系统综合治疗的重要性，为其避免步入诊治的误区，树立战胜疾病的信心，以及积极主动配合治疗提供重要帮助。

目录

第一章　乳腺和腋窝应用解剖学……1
第一节　乳腺解剖……1
第二节　腋窝解剖……5

第二章　乳房疾病检查……8
第一节　病史采集和体格检查……8
第二节　特殊检查及其选择……11

第三章　乳腺肿块和乳头溢液的诊疗思维……29
第一节　乳腺肿块的鉴别诊断……29
第二节　乳头溢液的鉴别诊断……34

第四章　乳腺良性肿瘤……37
第一节　乳房纤维腺瘤……37
第二节　乳房巨大腺纤维瘤……41
第三节　乳房导管内乳头状瘤……44
第四节　其他乳腺良性肿瘤……48

第五章　乳腺癌……57
第一节　乳腺癌的病因学探讨……57
第二节　乳腺癌的分类、病理和分级……59
第三节　乳腺癌的临床表现和相关检查……63
第四节　乳腺癌的诊断和鉴别诊断……68
第五节　乳腺癌的综合治疗……70
第六节　乳腺癌手术病理切片报告的解读……84
第七节　乳腺癌的预后和随访……89
第八节　乳腺癌的普查和预防……99

参考文献……106

第一章　乳腺和腋窝应用解剖学

第一节　乳腺解剖

一、乳腺的大体解剖范围

成年女性的乳腺位于胸前外侧壁，附着于两侧胸壁肌肉和胸大肌筋膜上，内侧达到同侧的胸骨缘，外侧为同侧的腋中线，基底部上缘达到第 2 肋骨水平，下缘到第 6 肋或第 7 肋骨水平，大部分的乳腺位于胸大肌的表面，小部分乳腺位于前锯肌、腹外斜肌及腹直肌前鞘的表面。有时乳腺可向外上方延伸至腋窝，成为乳腺的尾部，又称 Spence 腋尾（Spence axillary tail），应与腋窝的副乳腺相鉴别，当其内有小叶增生或纤维腺瘤时应与腋窝的肿大淋巴结相鉴别。乳房的外象限比较致密，也是乳腺肿瘤的高发区。

乳房的中心为乳头，略向外凸起。成年女性的乳头位于第 4 肋间隙或第 5 肋与锁骨中线交点处，周围环绕乳晕。乳房的外观呈半球形，凸出于胸前两侧，与全身线条相连，构成人体的曲线美。乳房的形态通常分为扁平形、圆盘形、半球形、圆锥形和下垂形等 5 种。

二、乳房的组织结构

乳腺是由表面的皮肤、皮下的纤维结缔组织及乳腺组织共同组成，乳腺组织内又包含着纤维结缔组织组成的间质和乳腺的小叶导管系统所组成的实质。性成熟期未生育的女性的乳腺呈圆锥形或半球形，富有弹性，而已生育哺乳的女性及绝经期的女性则有不同程度的下垂，弹性降低。

乳腺的本质是一种复管泡状腺体，10～15 个末梢膨大的腺泡、与腺泡相连续的腺泡管和与腺泡管相连接的终末导管共同组成了乳腺小叶，许多的乳腺小叶构成乳腺腺叶，15～20 个的乳腺腺叶构成乳腺的实质。乳腺腺叶呈放射状排列，腺叶之间无相交通的导管，故在手术时在切开乳腺实质时，应取放射状切口，这样对乳腺腺叶的影响最小。而男性的乳腺与女性不同之处就是无小叶结构，故男性乳腺癌无小叶癌。

乳腺的导管系统是构成乳腺实质的重要结构，是乳腺腺泡分泌乳汁的排出通道，与腺泡直接相通的导管为腺泡管，向外依次为终末导管、分支导管、输乳管，输乳管在近乳头部与一个梭形膨大相连续，成为乳管壶腹部，又称输乳窦，后者向外管径出现一个短距离的狭窄部后开口于乳头区。在临床的乳腺导管镜检查时，上述乳腺导管在乳腺导管镜下不易区分，其中终末导管不能窥见，有时仅能观察到终末导管向分支导管的开口。我们从乳头开始由浅入深以分支导管口为标志，将乳腺导管人为地分为大导管、Ⅰ级、Ⅱ级、Ⅲ级导管等，实际上我们对乳腺内镜下的导管分级标准，分别属于解剖学范畴的输乳管、分支导管。

乳腺的腺泡内衬单层或双层立方状腺上皮，从腺泡管到输乳管各级导管内衬上皮，有单层立方状上皮逐渐过渡到单层或双层柱状上皮，壶腹部为单层柱状上皮，狭窄部为复层扁平上皮与乳头外皮肤相延续。腺泡及导管上皮外为一层梭形扁平细胞即肌上皮细胞所包围，其对乳腺癌细胞的局部浸润有一定的抵抗能力，在肌上皮细胞外为一层均质的胶原纤维构成的基底膜，无论是小叶来源还是导管来源的癌，只要其周围的基底膜保持完整，无破损迹象，就可称“原位癌”，这类疾病为早期癌，理论上无远处转移的可能，是可以治愈的一类乳腺癌。

乳头乳晕位于乳腺的中央区，乳头是各乳腺腺叶的输乳管开口的汇聚点，故乳头上有15～20个的乳腺导管开口，与乳腺腺叶的排列方式相似，乳管从周围放射状向乳头汇聚，到达乳头的下方后转向前进入乳头，乳头乳晕部的手术若有必要应垂直状切开乳头或放射状切开乳晕，对无病变的导管不应切除或切断。乳晕部含乳晕腺，常呈小结节状突出于乳晕的表面，部分女性可较明显，其可分泌油脂样物质保护乳头乳晕。此外，乳晕还富含皮脂腺、汗腺和毛囊。临床上人为的以乳头乳晕为中心按水平线和垂直线将乳腺分为外上、外下、内上、内下和乳头乳晕所在的中央区，临床体检时需按一定的顺序进行，不应漏掉任何一个区域。

在乳腺的小叶内，乳腺腺泡及各级导管的基底膜外为疏松的纤维结缔组织所包绕，这些局限于乳腺小叶内的疏松结缔组织与乳腺实质一样，也随着月经周期的变化而增生复原，在乳腺增生性疾病中往往也伴随增生，该处的纤维细胞与其他部位的纤维细胞有所不同，在乳腺癌组织中的纤维细胞可表达一些金属蛋白酶以及芳香化酶等，前者的过度表达可促进乳腺癌细胞转移，而后者可在乳腺原位合成雌激素，从而造成局部的高雌激素微环境，促进雌激素依赖性乳腺癌细胞的增殖。而位于乳腺小叶间纤维组织则为较致密的结缔组织，与其他部位的纤维组织相似，其不随月经周期的变化而变化。由此可见，乳腺小叶内的腺泡、导管由小叶内纤维组织包绕固定形成立体结构，而小叶间的纤维结缔组织包绕在小叶周围、腺叶周围，固定维系着小叶及腺叶之间的排列，除乳头乳晕外，整个乳腺再被一层皮下脂肪结缔组织所包绕，从而形成锥形或半球形的乳腺外形。

在乳腺组织内，存在着垂直于胸壁的纵向条索状纤维结构，其向表面连接着浅筋膜的浅层，向深面连接着浅筋膜的深层，中间贯穿于乳腺的小叶导管之间，起着固定乳腺结构的作用，成为乳腺的悬韧带，又称Cooper韧带。它使乳腺既在皮下有一定的活动度，在直立位时又不致明显下垂。当乳腺癌组织、术后的瘢痕组织或外伤引起的脂肪坏死等病变累及乳房悬韧带时，由于悬韧带不能随病变组织增大而延长，反而相应地出现缩短，受到不同程度地牵拉使病变表面的皮肤出现不同程度的凹陷。当肿瘤侵犯一根或者为数很少的乳腺悬韧带时，在临床上出现“酒窝征”，为乳腺癌早期征象。当乳腺组织阻塞乳腺淋巴回流时发生皮肤水肿，而毛囊和皮脂腺处的皮肤与皮下组织紧密相连，使该处的水肿不明显，皮肤出现点状凹陷，临床上称“橘皮样皮肤”，为乳腺癌晚期征象。在临床体检中应予以注意。

在乳腺的后面，即浅筋膜深层与胸大肌筋膜之间，组织疏松呈空隙状，称乳腺后间隙。它可使乳腺在胸前有一定的活动度，然而，有时乳腺组织穿过浅筋膜深层和胸大肌筋膜而伸入到胸大肌内，故单纯全乳切除术要求切除胸大肌筋膜，甚至薄层胸大肌组织，如癌组织累及胸大肌内，则检查乳腺不能活动，手术室更需将胸壁肌肉切除。此外，整个乳腺大部分是掩盖在胸大肌前面的深筋膜上，其外侧部分是掩盖在前锯肌上，内侧部分是掩盖在腹外斜肌和腹直肌上，这些肌肉前面都有深筋膜掩盖，在乳腺癌根治术时需将这些筋膜一并去除。

三、乳腺的动脉血供应及静脉血回流

（1）乳腺的动脉血供应：乳腺的动脉血供应主要来源于胸肩峰动脉、胸外侧动脉、胸廓内动脉、肋间动脉穿支等。

胸肩峰动脉多在胸小肌后方起自腋动脉，小部分人起自胸小肌上缘，穿锁胸筋膜或胸小肌后即分出数支肌支行于胸大小肌之间，除支配胸大小肌外，有乳腺支配乳腺深面。

胸外侧动脉在胸小肌深面胸肩峰动脉起点的下方起自腋动脉的下壁，向外下紧贴胸壁前锯肌表面、沿胸小肌下缘向下，止于胸小肌的胸壁起点附近后侧，供应胸小肌、前锯肌等胸壁肌肉和皮肤及乳腺外侧部分血液供应。Hester 发现，在乳房外侧动脉下行过程中另有分支进入乳房后间隙，与胸肩峰动脉的胸肌支、肋间穿支和乳房内动脉的分支形成吻合，构成腺体后血管网。

在多数患者中，有相当于肩胛下动脉起点上方、胸外侧动脉起点的下方，由腋动脉发出一支动脉，称“乳腺动脉”，向内下前方向进入乳腺的外上方，支配该区域的乳腺。

乳腺内侧的血液供应来源于胸廓内动脉和肋间动脉穿支。胸廓内动脉多起源于锁骨下动脉的第1段，偶发于第2段，极少发自第3段。自锁骨下动脉发出后，垂直向下，于胸骨外侧1～2cm处向下走行至第6肋骨水平分为终末支——腹部上动脉和膈动脉。胸廓内动脉在走行过程中，分别于第1肋、第2肋、第3肋、第4肋、第5肋间自胸骨外侧缘穿过胸大肌到达乳腺内缘，发出内外侧分支支配乳腺内侧乳腺组织、肋间肌及肋骨。

肋间动脉的穿支在第2～4肋间较明显，其穿出点位于胸廓内动脉穿出点的外侧2～3cm，支配乳腺胸肌及乳腺，由于其分支细小，对乳腺的血液供应意义不大，在乳腺癌根治术时应注意结扎部位，以免术后出血。

（2）乳腺的静脉回流：乳腺的静脉回流是乳腺癌血道转移的最重要途径，由深浅两层血管系统组成。浅静脉系统是存在于乳腺皮下浅筋膜浅层的丰富的乳腺静脉网，分为横向和纵向两个方向引流。这些浅静脉系统可越过中线与对侧静脉形成吻合。

深静脉回流系统的最大血管是胸廓内静脉穿支，后者流入无名静脉。腋静脉及其属支引流胸壁、胸肌及乳腺深部组织的血液。最主要的深部引流静脉走行于胸壁内自肋间静脉向后引流至椎静脉、奇静脉和上腔静脉。乳腺癌细胞可通过这些静脉系统转移至肺、椎骨、颅骨及盆骨等。

四、乳腺的淋巴回流

（一）乳腺内部的淋巴回流

乳腺表面皮肤的淋巴引流与其他部位的皮肤相似，由浅层和深层淋巴管网组成。浅层的毛细淋巴管网位于真皮乳头下层，无瓣膜；在浅层的深面为深层淋巴管网，有瓣膜，网状结构相对于浅层较疏松，而管径较粗，其在乳头乳晕下方形成相对致密的网状结构，称“乳晕下淋巴管丛”。乳腺内的淋巴管起源于小叶周围，与各级导管相伴行，与乳腺的各级导管结构不同的是淋巴管之间相互吻合成网状，汇集成集合淋巴管，乳腺实质内的淋巴管网与乳晕下淋巴管丛相交通，而乳腺内的集合淋巴管可能伴随深静脉汇入相应的淋巴结。

（二）乳腺外部的淋巴回流

乳腺外的淋巴引流区在生理状态下主要包括两大部分，即腋淋巴结区和乳内淋巴结区，一般认为，75%的乳腺淋巴液流向腋淋巴结区，而25%的乳腺淋巴液流向乳内淋巴结区。

1．腋淋巴结区

（1）外侧淋巴结：又称腋静脉淋巴结，是沿腋静脉的内侧排列的腋淋巴结，收纳上肢大部分淋巴管。手和前臂感染首先侵及此群淋巴结。在乳腺癌各式手术清扫该组淋巴结时不需打开腋鞘，这样可有效地避免术后的同侧上肢水肿。

（2）胸肌淋巴结：位于前锯肌表面、胸小肌下缘，沿胸外侧动、静脉分布。收纳乳房、胸前外侧壁、脐平面以上腹前壁的淋巴管。在乳腺癌时首先侵及此群淋巴结。

（3）肩胛下淋巴结：位于肩胛下动、静脉及胸背神经周围，收纳背上部、颈后部、肩关节及胸后壁的淋巴。在清扫该群淋巴结时注意避免损伤胸背神经及肩胛下动、静脉，结扎切断肩胛下血管的乳腺支，以避免术后出血。

（4）中央淋巴结：位于腋窝中央的脂肪组织内，是临床体检最易发现的淋巴结群，当上肢内收放松时，可以触及该群淋巴结，本群是腋淋巴结在各群中淋巴结最大、数目最多的淋巴结群。收纳上述3群淋巴结的输出管。

（5）尖淋巴结：位于锁骨下肌下内方、胸小肌上缘及内侧、锁胸筋膜深面、Haslted韧带外侧、沿腋静脉排列，其所处的位置是腋窝的顶端，因其位于锁骨下，故又称锁骨下淋巴结，收纳乳房上部及中央群的淋巴。本群的输出管汇成锁骨下干，左侧者注入胸导管，右侧者注入右淋巴导管。是乳腺癌根治术时必须清除的淋巴结群，其与锁骨上淋巴结相交通。当行乳腺癌根治手术清扫淋巴结时，需注意保护前群附近的胸长神经和与后群相邻的胸背神经。

（6）胸肌间淋巴结：又称Rotter淋巴结，位于胸大、小肌之间的血管周围的脂肪内，沿胸肩峰血管肌支分布。

上述的腋淋巴结分群是按照解剖学的规律划分的，这样划分对于手术时各群淋巴结的清扫具有指导意义，各群淋巴结之间有着丰富的淋巴干相连接，各群淋巴结累计时均可以汇集到尖淋巴结，而尖淋巴结与锁骨上淋巴结、纵隔淋巴结相交通，其淋巴干可直接注入颈内静脉或锁骨下静脉，从而引发锁骨上、纵隔淋巴结转移或血行播散。

这样的分群对于术后病理科医师在对手术标本进行病理学检查时将遇到腋淋巴结分群的困难，无法在标本上定位各群，故解剖学分群的临床意义受到限制。从乳腺癌的转移特征及病理学角度出发的腋窝淋巴结分群目前已广泛应用于国内外的乳腺癌临床，其是以胸小肌为标志三分腋淋巴结，胸小肌下缘的所有腋淋巴结属于Ⅰ组或称下群；胸小肌上缘的腋淋巴结属于Ⅲ组或称为上群；胸小肌上下缘之间的淋巴结属于Ⅱ组或中群，包括胸小肌深面和胸大、小肌之间的淋巴结。

2．乳内淋巴结区 乳内淋巴结区与腋淋巴结区一样，是乳腺癌引流的第一站淋巴结，乳腺的任何一部分均可引流至此，但以中央和内侧为明显，乳内淋巴结沿胸廓内动、静脉排列，其向上通过淋巴干与锁骨上淋巴结相交通，分别注入胸导管（左侧）或右淋巴干（右侧），最终注入颈内静脉或锁骨下静脉，乳内淋巴结向下与肝前上部、膈肌前半部及腹直肌上部等淋巴管网相交通。乳腺的淋巴管伴随着胸廓内动、静脉的穿支进入胸内的乳内淋巴结，乳内淋巴结在第1～3肋间较为恒定存在，其所处的层次同胸廓内动、静脉。

3．其他淋巴引流途径 除腋淋巴结区和乳内淋巴结区的这两大乳腺的主要淋巴液引流途径外，其他还存在一些次要的引流途径。这些途径在肿瘤的转移中不起太大的作用，但在上述主要的引流途径因肿瘤转移、阻塞情况下，这些次要的乳腺引流途径会表现出不同的临床征象，应予以注意，他包括以下几个途径。

（1）锁骨上淋巴结：由于锁骨上淋巴结与锁骨下淋巴结、乳内淋巴结相交通，故临床上锁骨上淋巴结转移较为常见，是乳腺癌术后随访的必查部位，不应遗漏。

（2）膈下淋巴结：乳腺内侧及下部的淋巴管及乳内淋巴结链通过深筋膜淋巴管、腹直肌筋膜淋巴管均与膈下淋巴结相交通，乳腺癌可通过该途径引发肝脏、腹腔转移。

（3）肋间后淋巴结：该淋巴结位于脊柱旁、肋骨颈附近，当肿瘤侵犯胸壁或乳腺其他淋巴引流途径丧失时，乳腺或胸壁的淋巴液可沿着并伴随肋间血管穿支的淋巴管注入该组淋巴结，最后通过淋巴导管或胸导管与锁骨上淋巴结或注入血道。

（4）皮下淋巴管网：如前所述，乳腺皮肤的淋巴管网与身体其他部位的淋巴管网一样，其与周围的皮肤淋巴管网可以看作是一个整体，乳腺皮肤的浅深淋巴管网与乳腺实质内的淋巴管网相交通，当乳腺癌细胞进入乳腺皮肤的淋巴管后可向周围任何部位引流在皮内播散。常见的有同侧乳房表面皮肤内、对侧乳房皮肤，甚至上腹壁、背部、颈部、面部皮肤或皮下转移。当癌细胞在皮下淋巴管网引起阻塞诱发淋巴水肿时，乳腺的皮肤呈现出橘皮样变，而当皮内或皮下淋巴管内癌细胞引发皮肤的红、肿、热等炎症表现时成为炎性乳腺癌。

五、乳腺的感觉神经支配

肋间神经起源于脊神经的腹侧支于椎间孔穿出。每对肋间神经均走行于肋间肌和胸横肌之间的神经血管丛中，位于动脉、静脉下方被肋下缘的肋突所掩盖。沿途发出一些侧支供应肋间肌、胸膜及骨膜。其外侧皮支于腋前线穿出肋间肌、前锯肌后分前后两支，其主干继续沿肋间走行以前皮支结束，于胸骨旁 1cm 随同乳房内动脉的穿支一起穿出肋间肌分为内侧支和外侧支，内侧支供应胸前区的皮肤，但不超过中线达对侧胸壁。肋间神经是乳腺皮肤感觉的主要支配神经。

乳腺的外侧的皮肤感觉由肋间神经的后侧支支配，内侧的皮肤感觉由肋间神经的内侧支支配，下部的皮肤感觉，也由肋间神经支配，上部感觉由第 3、第 4 颈神经的前皮支支配。

第 2 肋间神经的外侧支较为粗大，在穿出前锯肌后与臂内侧皮神经相融合形成肋间臂神经，沿腋静脉的下缘行走，支配上臂内侧皮肤的感觉，在乳腺癌手术时可保留该神经，从而避免术后上臂内侧麻木、提高患者的术后生活质量，必要时也可切除。

第二节　腋窝解剖

腋区是指肩关节下方、臂与胸前外侧壁上外侧部之间的区域而言。当上肢外展时，肩下方呈穹隆状的皮肤凹陷称“腋窝”，其深部呈四棱锥体形的腔隙称“腋腔”，由胸廓及臂部的肌肉围成，内充以疏松结缔组织、淋巴结等，是颈部与上肢血管神经的通路。

乳房淋巴的 75%引流向腋窝，乳房恶性肿瘤转移的第一站也是以腋窝淋巴结转移最为多见。因此，在乳腺癌根治性手术时常规清除腋窝淋巴结。为了达到治疗目的，即彻底清除腋窝淋巴结，又要保护好腋窝中的血管、神经，就必须了解腋腔构成及其内容。

一、腋腔的各壁

腋腔由顶、底和四壁构成。

（1）顶：顶是腋腔的上口，为一三角形间隙，由第 1 肋骨（内侧）、锁骨（前）和肩胛骨上缘（后）围成。颈根部的固有筋膜包被着臂丛和腋血管，形成筋膜鞘——腋鞘，经此口从颈部进入腋腔。

（2）底：底由皮肤、浅筋膜和腋筋膜构成，自胸壁向上肢移行，皮肤较薄，富有皮脂腺和大汗腺。有人大汗腺分泌带有异味的汗液，称“腋臭”。

（3）前壁：前壁为胸大肌、胸小肌、锁骨下肌及锁胸筋膜构成。锁胸筋膜是位于锁骨下肌、胸小肌和喙突之间的胸部深筋膜（深层），有头静脉，胸肩峰动、静脉，胸外侧神经穿过。

（4）后壁：后壁由肩胛下肌、大圆肌、背阔肌和肩胛骨围成。在肩胛下肌和大圆肌间留有三角形的裂隙，被肱三头肌长头分为内、外侧两个孔。内侧的称“三边孔”，其境界是上边为肩胛下肌，下边为大圆肌，外侧边为肱三头肌长头，孔内有旋肩胛血管通过。外侧的称“四边孔”，其上、下边与三边孔结构相同，内侧边为肱三头肌长头，外侧边为肱骨外科颈，孔内有腋神经和旋肱后血管通过。

（5）内侧壁：内侧壁为胸廓侧壁上四肋及其间肋间肌和前锯肌构成，前锯肌的浅面有胸长神经和位于其前 2cm 与之伴行的胸外侧动脉。

（6）外侧壁：外侧壁为肱骨近侧段的内侧面，由肱骨大、小结节之间的结节间沟，肱二头肌长、短头和喙肱肌构成。

二、腋腔的内容

1．腋动脉 锁骨下动脉在越过第 1 肋骨外侧缘以后，易名为腋动脉。腋动脉在背阔肌下缘移行为肱动脉。腋动脉以胸小肌为标志将其分为 3 段：即从起点至胸小肌上缘为第一段；胸小肌覆盖的为第 2 段；由胸小肌下缘至背阔肌下缘的为第 3 段，腋动脉行程中发出 6 个分支。

（1）胸上动脉：由腋动脉第 1 段发出，分布于第 1、第 2 肋间隙前部。

（2）胸肩峰动脉：由腋动脉第 2 段发出，穿锁胸筋膜后分为胸肌支、三角肌支和肩峰支，分布于胸大肌、胸小肌、三角肌和肩峰等处。

（3）胸外侧动脉：由腋动脉第 2 段发出，沿胸小肌下缘走向前下方，分支分布于胸大肌、胸小肌、前锯肌和乳房等处。

（4）肩胛下动脉：较粗大，发自腋动脉第 3 段，沿肩胛下肌下缘向后下方行，随即分出旋肩胛动脉，经三边孔到冈下窝，本干延续为胸背动脉，与同名神经伴行，分布于背阔肌等结构。

（5）旋肱前动脉：较细小，起自腋动脉第 3 段，在喙肱肌深面从前方绕过肱骨外科颈，与旋肱后动脉吻合，分布于肱二头肌长头和肩关节。

（6）旋肱后动脉：较旋肱前动脉粗大，伴腋神经穿过四边孔，绕肱骨外科颈内面和后面，在三角肌深面与旋肱前动脉吻合，分布于三角肌和肩关节。

2．腋静脉 腋静脉是上肢静脉的主干，除收纳与腋动脉分支伴行的静脉外，主要接受头静脉和贵要静脉等浅静脉的汇入。该静脉是引流乳房深部组织、胸肌和胸壁的一个途径。在血管神经束中腋静脉位于腋动脉的前内侧，在背阔肌下缘处由肱静脉延续而来，至第 1 肋骨外侧缘处向上续于锁骨下静脉。

腋静脉本身的变异较多，主要表现在肱静脉和贵要静脉的汇合点不一致，如两者汇合位置较高，术中有可能误将分支之一，误认为是腋静脉的来自胸侧壁的大分支而予以结扎。有时候也可见到腋静脉内侧段很粗，而外侧段却可收缩得很细，以致术者怀疑是否是腋静脉。在乳腺癌根治术时，需要结扎并切断腋静脉下方和前方的许多属支，但要保护好腋静脉。因为腋静脉管壁薄，其内无瓣膜，压力低，管壁又附着于喙锁胸筋膜，因而内腔保持开放状态。在这种情况下，如损伤腋静脉易发生空气栓塞。术中游离腋静脉时要小心，游离后可用温盐水纱布保护。

3．臂丛及其分支 臂丛由颈第5～8和胸1神经前支构成，在颈外侧区，此5根合成上干、中干和下干，每干又分成前后两股，至腋腔再编织成内侧束、外侧束和后束3个束，包裹着腋动脉的第2段。分布到上肢的神经除胸长神经外，都分别由3个束发出。它们基本上可以分为两类：一类是分布于胸、背部上肢肌和肩带肌及其附近组织的短神经；另一类是分布于自由上肢各结构的长神经。其中，胸长神经来自臂丛的锁骨上部，胸背神经、胸前神经、肌皮神经及正中神经、尺神经、桡神经等，来自臂丛的锁骨下部。后三者虽然与乳腺无关，但因其均来自臂丛，故在做乳腺癌根治术清扫腋窝淋巴结时，不能损伤臂丛神经。

4．腋淋巴结 腋淋巴结20～30个，可分为外侧淋巴结、胸肌淋巴结、肩胛下淋巴结、中央淋巴结、尖淋巴结5群。

腋窝淋巴系收纳了同侧胸壁、乳房及上肢的淋巴液，上述部位的炎症、肿瘤均先波及腋窝。乳房恶性肿瘤的淋巴结转移，第一站就是同侧腋窝淋巴结。

据文献报道，未发现腋窝淋巴结转移，其10年生存期为68.75%；当腋窝有活动的淋巴结时，其10年生存期为46.82%；当腋窝淋巴结融合成团或与其他组织粘连时，其10年生存期仅为1.08%；当锁骨上或锁骨下淋巴结有转移或上肢红肿时，其10年生存期为0。可见腋窝淋巴结的转移对生存率和预后有一定的关系。为了提高生存率，对有腋窝淋巴结转移的乳腺癌患者，应彻底地清除腋窝淋巴结。

三、腋腔的解剖与临床

腋窝淋巴结清扫术（axillary lymph nodes dissection，ALND）长期以来一直是治疗乳腺癌的主要组成部分，对临床分期、判断预后、指导术后治疗和防止局部复发具有重要的临床价值。然而，随着早期乳腺癌诊断率的不断提高，腋窝淋巴结阴性率也越来越高。对此类患者，ALND并不能达到提高术后生存率的目的，反而可能导致上肢水肿、腋窝积液、感染等并发症，给患者带来更大的痛苦，增加了患者的治疗费用。早期乳腺癌的腋淋巴结清扫与否争议已久，而前哨淋巴结活体组织检查（简称活检）手术似乎是解决了部分问题，所谓的前哨淋巴结是指原发肿瘤区域淋巴引流的第一个淋巴结，肿瘤的淋巴结转移状态是继发于这一淋巴结是否累及状态的，如果该淋巴结已转移，则其他的腋淋巴结有可能存在癌转移，应行腋淋巴结清扫。反之，如果该淋巴结未发现癌细胞转移，除极少数跳跃式淋巴结转移外，其他腋淋巴结有癌转移的可能性极小，而不必行常规的腋淋巴结清扫，随着这方面临床研究的资料的积累，相信在不远的将来将有更明确的结论可供临床参考。

另外，腋腔镜腋窝淋巴结清扫手术是乳腺外科向微创和功能方向发展的趋势。基于脂肪溶解抽吸基础上的乳腔镜腋窝淋巴结清扫技术，最大限度地避免对血管神经的损伤，大大减少了常规腋窝淋巴结清扫术后一些并发症的发生。

四、临床经验和探讨

乳房及其腋窝的解剖，是乳房手术的基础。从皮肤切口设计、皮瓣游离平面基础的掌握均是以解剖学规律进行指导。特别是在施行乳腺癌根治术，清扫腋窝淋巴结，既要做到彻底性，又要避免副乳损伤，要注意保护好胸长神经、胸背神经、腋窝的主要血管和神经。

第二章　乳房疾病检查

第一节　病史采集和体格检查

一、病史采集

乳腺疾病的病史对乳腺疾病做出正确的诊断是非常必要的。由于乳腺一生中均处在内分泌因素的影响之下，所以乳腺疾病患者的现病史、既往史、月经和婚育史及家族史之间的关系甚为密切。

（一）现病史

以乳腺肿物就诊者为例，必须详细询问肿物发生的时间，肿物的生长速度如何？诉有乳腺疼痛者应详细询问疼痛的性质和规律及与月经周期的关系，疼痛的性质与规律是否有改变？改变时间的长短？诉有乳头溢液者，应详细询问发生的时间，溢液的性质，溢液的量，溢液的性质是否有改变？突发、偶发或频发？浆液性还是血性？有无自知的腋窝淋巴结的肿大？另外，还应详细询问有无其他不适及患者的一般健康状况如何等。

（二）既往史

应详细询问患者乳腺的先天发育是否正常？包括青春期、成年期、妊娠期、哺乳期、绝经期等各期的乳腺状况。有时乳腺的发育异常与后天的病变有一定的关系，如乳头先天发育不良形成的乳头内陷者，成年后影响哺乳，也容易引起乳汁瘀积并继发急性乳腺炎，先天性乳头内陷在临床上还可能与乳腺癌所致的乳头退缩发生诊断上的混淆。

应详细询问患者既往乳腺是否有外伤史？是否有手术史？乳腺外伤后在伤处的皮肤有凹陷现象者，患外伤性脂肪坏死的可能性大；曾经因乳房纤维腺瘤反复做过肿瘤摘除术而目前又有复发者，不仅应考虑乳房纤维腺瘤的复发，而且还应考虑有恶性变为纤维肉瘤的可能；曾患导管内乳头状瘤的患者，术后一旦又有乳头溢血现象者，也应考虑乳头状瘤再发或恶性变为乳头状癌的可能；乳腺囊性增生病一旦肿物硬度明显增加或有腋窝淋巴结肿大现象者，也应考虑它是否已恶性变为乳腺癌。

另外，还应询问患者乳腺有无炎症病史？是否有盆腔部手术史？是否患过甲状腺疾病等，如甲状腺功能亢进或减退？有报道患乳腺癌的患者大多伴有甲状腺功能减退。

（三）月经与婚育史

应详细询问患者初潮年龄？月经的情况如何？如月经量的多少，持续时间，有无痛经等，月经是否规律？何时闭经，有无闭经症状等。月经初潮早于12岁，或闭经迟于50岁，患乳腺癌的相对危险性增加。绝经晚，行经年限长，月经周期紊乱都反映了性激素功能状况，这些都与乳腺癌关系密切。

应仔细询问患者结婚年龄，有无妊娠及妊娠次数，有无生产及产次，包括早产和流产的次数，产后是母乳喂养？还是人工喂养？在哺乳期中奶量是否充足，两乳的泌乳量是否相等，哺乳的时间长短？在哺乳期中有何疾病发生如乳腺的炎症和脓肿、积乳囊肿等，大于40岁未育的患者患乳腺癌的相对危险性增加。

另外，还应详细询问患者月经周期中有何变化，乳腺肿物是否与妊娠、哺乳有关？长期应用大量性激素，进行卵巢切除或其他妇科手术等，对乳腺的变化也有一定的影响。详细了解这些有关病史，对正确认识乳腺的变化也是必要的。

研究结果一致显示：月经初潮早，第 1 胎生育年龄晚和绝经晚为乳腺癌最主要的 3 个危险因素。

（四）家族史

乳腺癌一般认为有一定的遗传性，即局部组织有癌瘤易感性，这种易感性往往有一定的家族性倾向，时常在某一家族中可以发现有几个人或几代人都有乳腺癌病史。特别是受检查者的母亲和姊妹曾患有本病的，更应提高警惕。据研究统计表明，乳腺癌家族史者其乳腺癌的发生率较普通人高 3 倍，且其第 2 代生癌的平均年龄较一般人可提前 10 年，至于人类的乳腺癌是否能通过 Bitter 乳汁因子影响下代，已基本肯定。

二、体格检查

（一）乳腺的自我检查法

乳腺的自我检查是早期发现肿瘤的最好方法，如能定期自我检查，很可能发现乳腺内肿块或疑有乳腺癌的表现，然后再请医师做进一步的检查，从而减少晚期乳腺癌对广大妇女的危害。

（1）检查对象：原则上所有育龄期及育龄期以后的妇女，特别伴有危险因素的＞35 岁的患者，应在 1～3 个月内自我检查 1 次。

（2）检查时间：最好在月经后第 7～10 天，这时乳腺最松软，乳腺组织较薄，病变也容易被检出；而经前期乳腺处于充血状态，常使乳腺组织变厚，以致难以辨认。在初次检查时，详细观察自己两侧乳腺的正常情况，以后再检查时可按此标准找出有无不正常表现。

（3）检查方法：最好站或坐在镜子前面。面对镜子对比观察两侧乳腺：①大小形状有无不对称或轮廓有无改变，如肿胀、萎缩、膨出。②注意外形有无细微变化，包括皮肤皱褶、凹陷、乳头回缩等情况。③注意乳头有无血性分泌物，或检查内衬衣上是否有血性或浆液性分泌物的污渍。④双手举过头，稍微侧过身，再从不同角度观察乳腺轮廓是否变形及皮肤是否有凹陷。

自我触摸乳腺的方法：平卧于床上，被检查的一侧上臂应该高举过头，背部垫以小枕头或折叠好的被单或毛巾，这样就可使乳腺移到胸壁前面并平铺于胸壁上，如果背部不垫高，乳腺将垂到胸壁外侧，组织重叠将使触诊不满意，先用右手检查左侧乳腺，应用各指的掌面触摸，手指并拢平放，动作轻柔，切忌重按或抓摸，一般先由乳腺内侧开始，自下而上，随后把左手放下，再以右手触摸它的外上方，外下方及乳晕、腋窝部。

触摸两侧乳腺的感觉应该是一样的，倘若发现一侧乳腺异常，可同时与对侧相同部位进行反复的对比触摸，特别注意仔细触摸乳腺的外上象限，了解有无肿块、腺体增厚或其他异常改变，因外上象限发生肿瘤的机会较多。如果发现肿块，应及时就诊，以便早期诊断和治疗。有国外资料报道，500 例乳腺癌患者，实行自我检查的一组中，腋窝淋巴结未受累者占 58.5%，而未实行自我检查的一组中，其腋窝淋巴结未受累者占 48.8%。两组淋巴结转移＞3 个淋巴结的分别为 20.0%和 27.3%，因此可以推断，凡未实行自我检查者不仅推迟诊断，而且延误治疗时机。实行自我检查对乳腺癌患者的生存具有重要意义，在报道的 1004 例浸润性乳腺癌患者中确定了自我检查与乳腺癌患者生存之间的关系，其比较结果如下：①从首发症状至组织学诊断的延误者较少。②临床分期更早。③肿瘤直径更小。④更少的腋窝淋巴结转移。自我检查者和未自我检查者，死于乳腺癌的分别为 14%和 26%；两者的 5 年生存率分别为 75%和 57%。所以，乳腺自我检查法是简便、安全，又不需费用的一种发现早期乳腺癌的方法。

（二）乳腺的正规检查法

乳腺的正规检查法应由详尽的全身检查开始，最后检查乳腺。乳腺检查主要为视诊和触诊。检查室应光线明亮，患者端坐，两侧乳房充分暴露，以利于对比。

1．乳腺视诊

（1）受检者姿势：患者坐位，面对光线。

（2）乳腺位置：成年女性乳房位于第 2 肋骨至第 6 肋骨之间，内侧至胸骨线旁，外侧可达腋中线。乳房的外上部向腋窝呈角状延伸。乳头在乳房前中央突起，平第 4 肋间隙或第 5 肋骨水平。

（3）乳腺外形：坐位和前俯位，嘱患者缓慢升降上肢，观察乳腺是否对称，发育情况如何（如青春型、肥大型、发育不良型、功能型、老年萎缩型等），乳腺各处有何异常表现（如隆起、凹陷、乳腺轮廓的异常等）。正常的女性坐位时两侧乳房基本对称，但亦有轻度不对称者，这是两侧乳房发育程度不同的结果。一侧乳房明显增大见于先天畸形、囊肿形成、炎症或肿瘤等。一侧乳房明显缩小则多为发育不全。

（4）乳腺皮肤情况：主要观察乳腺皮肤是否正常，色泽如何？有无皮肤粘连、水肿、发红或破溃等；有无橘皮样外观或酒窝征？胸部脉管有无怒张，其分布情况如何？局部皮肤发红应考虑乳房炎症或乳腺癌。单纯炎症常伴局部肿胀、疼痛和发热。肿瘤所致者皮肤常显暗红色，不伴热痛。乳房皮肤水肿多见于炎症刺激使毛细血管通透性增加，血浆渗出至血管外，并进入细胞间隙所致。或由于肿瘤机械性阻塞皮肤淋巴管引起淋巴水肿，多伴有毛囊和毛囊孔下陷，皮肤变厚，局部皮肤呈“橘皮”样。乳房皮肤局部下陷（酒窝征）可能是乳腺癌早期体征，在双臂高举或双手叉腰时更为明显。

（5）乳头和乳晕：主要观察乳头的部位、大小、有无回缩、裂口、糜烂、溃破等，有无溢液或其他病变，乳晕的大小，颜色深浅，有无发红、水肿、糜烂等。正常的乳头呈圆柱形，两侧大小相等，颜色相似，表面有皱褶。乳头回缩若自幼发生，为发育异常；若近期发生，则可能为癌变或炎症。乳头表面有痂皮、裂口要注意乳癌的可能。血性乳头溢液常见于乳癌。清亮的黄色或黄色分泌物常见于慢性乳管炎。乳头、乳晕部位的经久不自愈的糜烂或溃疡应考虑湿疹样乳癌的可能。

（6）乳腺肿块：主要观察乳腺肿块的部位、形态，是否破溃等，最好绘图加以说明。肿块的部位可分为全乳腺、乳腺中央部（乳晕区）、乳腺象限，乳腺象限可分为外上、外下、内上、内下四区。肿块深位者，视诊不易察见，表浅者容易看到，可观察到肿块是否隆起，外观呈结节状或比较均匀等。

（7）腋窝、锁骨上下：注意观察有无红肿、包块、溃疡、瘘管和瘢痕，有无副乳腺。

2．乳腺触诊

（1）体位和检查手法：触诊乳房时，被检查者通常取坐位或仰卧位。仰卧位时，应置一小枕头于受检侧的肩胛骨下，并嘱受检者将手臂置于枕后，有助于乳房平均分布于胸前。检查者应将食指、中指和无名指并拢，用指腹进行触诊。受检者若取坐位，应双臂下垂，必要时双手高举或双手叉腰。乳房较小者，检查者可用一手托住乳房，另一手将乳房组织向胸壁挤压进行触诊；乳房下垂时检查者可用双手进行触诊，即检查者用一手自下面托住乳房，另一手由上面向下加压进行触诊。

（2）顺序：先自健侧开始，而后检查患侧。一般遵循外上→外下→内下→内上的顺序，首先由浅入深进行触诊，直至 4 个象限检查完毕。其次触诊乳头乳晕处，注意有无肿块及分泌物。最后检查有压痛或肿块处，先轻触诊，然后深触诊检查。此外，还应触诊腋下或锁骨上有无肿大淋巴结。

（3）乳腺的检查：正常乳房呈模糊的颗粒感和柔韧感，青年人的乳房柔软，质地均匀一致，而老年人则多呈纤维和结节感。乳房是由腺体组织的小叶所组成，当触及小叶时，切勿误诊为肿块。触诊乳房时必须注意下列物理征象。

硬度和弹性：乳房硬度增加和弹性消失提示皮下组织被炎症或新生物所浸润。此外，还应注意乳头的硬度和弹性。当乳晕下有肿瘤存在时，该区皮肤弹性常消失。

压痛：乳房局部压痛提示炎症。月经周期乳房亦较敏感，而乳腺癌甚少出现压痛。

肿块：如触及乳房肿块应注意以下特征。①部位：注意肿块在何象限，并指出与乳头的距离。②大小：可用手指标定其边界，而后测量，以厘米记录肿块的长度、横径和厚度。圆形肿块可仅记录直径及厚度，椭圆形或不规则形则需标定并记录其最长、最短或更多的量径，应绘图说明。③数目：乳腺癌多为单个肿块，乳腺囊性增生或乳房纤维腺瘤可有多个肿块。④外形：肿块的外形是否规则，边缘是否光滑，与周围组织有无粘连固定。良性肿瘤表面大多光滑规整，而恶性肿瘤则凹凸不平，边缘多固定。圆形或椭圆形肿块可能为囊肿、纤维腺瘤、增生的乳房腺体。不规则的肿块，可见于癌肿、肉瘤和导管内乳头状瘤。⑤硬度：肿块的质地可描写为柔软的、囊性的、中等硬度或极硬等。良性肿瘤多呈柔软或囊性感觉。中等硬度一般为纤维腺瘤。坚硬者多提示恶性病变，也可由炎症后硬结引起。⑥压痛：炎性病变常表现为中度至重度压痛，而恶性病变压痛大多不明显。⑦活动度：检查者应明确病变是否可自由移动，如仅能向某一方向活动或固定不动，则应明确肿块是固定于皮肤、乳腺周围组织抑或固定于深部结构（如胸大肌）等。大多数良性肿瘤活动度较大，炎性病变则较固定，恶性肿块早期虽可活动，但发展至晚期，癌肿侵犯周围组织，则固定度明显增加。

乳头溢液的检查：由乳腺周围向乳头轻轻按压，而后挤压乳晕和乳头，注意有无液体排出，并注明是哪个口。

（4）锁骨上窝和颈部的检查：注意胸锁乳突肌起点深位有无肿大的淋巴结，此处是锁骨上窝转移的前哨站，因其部位较深，除甚大的淋巴结外，一般不能触及。锁骨上窝外侧触及转移淋巴结时已属晚期，颈下部淋巴结受累时，为更晚期表现。

（5）腋窝的检查：胸大肌必须松弛，触诊时能满意，可让患侧臂高举，用手指按在腋窝深处再将上臂放下，以另一只手轻轻托住肘部，此时的腋窝检查极为方便。需记录腋部有无肿大淋巴结，大小、硬度、外形如何、能否推动、是否与深位组织或腋窝皮肤粘连，是否彼此融合成团，有无压痛并详细记录其部位。

第二节　特殊检查及其选择

近年来，各种物理检查和生物检查方法相继用于乳腺疾病的诊断，超声检查、放射性核素显像、

X 线检查、CT 检查、磁共振显像（MRI）、远红外热图像及病理学活体组织检查、细胞学检查等联合诊断方法的应用，促进了各种诊断技术的进展，使越来越多的乳腺癌患者得以早期发现。

一、影像学检查

（一）超声检查

1951 年，Willd 和 Reid 第一次报道了用超声辨别乳腺的良恶性疾病。之后日本的 Wagai 和 Kobayashi，美国的 Baum、Kelly-Fry 和 Harper，欧洲的 Kratochwil 等先后发表了有关超声诊断乳腺疾病的文章。

乳腺超声检查一般采用频率为 5～10MHz 的高分辨换能器，其中 7.5MHz 的探头最常用，波长为 0.2mm。超声下乳腺图像清晰，层次分明，超声检查能对乳腺囊性病变和实性病变进行鉴别。对致密型乳腺，超声检查能确定病变是否真正存在，对邻近胸壁的肿瘤和腋窝深部淋巴结也适合超声检查，乳腺超声检查优于 X 线摄影。乳腺彩色多普勒超声能显示血流信号，可显示血管的数目、排列分布及血流与病灶的解剖关系，现已用于常规检查。由于彩色多普勒血流显像对乳腺结节内的血流有较高的敏感性，结合 B 超的二维图像对鉴别乳腺病变的性质有很高的价值。

乳腺良性病变的超声图像表现为：边缘和轮廓整齐，光滑多有侧方影，周有包膜，内部为无回声或均质低回声，后壁回声整齐、增强、清晰，肿物后回声增强或正常，无皮肤及组织浸润；超声多普勒下见肿块周边及内部可见少许彩色血流信号。恶性肿物表现为：肿块多为不规则形状或分叶型，边缘及轮廓不整，粗糙，呈毛刺状、锯齿状或蟹足状，深与宽径比值＞1mm，侧方声影罕见，周无包膜，内部回声分布不匀，呈实性衰减，后壁回声不整，不清晰，减弱或消失，肿物后回声多有衰减，有皮肤及组织浸润；部分患者可在同侧腋窝探及肿大的淋巴结；超声多普勒下见大多数乳腺癌的病灶为多血流，病变内和周边有粗细不等、扭曲的血管，血流丰富，色彩明亮，呈点状、棒状或分支状，以高速低阻动脉血流信号为主。

尽管超声对乳腺癌的诊断价值已肯定，但仍存在以下的不足之处。①查明＜5mm 的肿瘤尚有困难。其中包括非触及的，但在乳腺 X 线片上能显示小钙化灶。②脂肪含量多的正常乳腺其超声显像近似多数乳腺癌的低回声声像，因此两者难以鉴别。③查明脂肪性坏死较困难。④难以评价乳腺导管的扩张。⑤良性乳腺发育不良较难诊断。⑥有些肿瘤，如髓样癌和纤维腺瘤具有相似的声学特征，难以诊断其良恶性质。⑦广泛性炎症变化与晚期癌鉴别较困难。⑧难以查明与瘢痕组织相邻的病灶。⑨检查结果依赖操作者的技术水平。

尽管如此，但超声检查仍具有方便易行、费用低、无痛苦、无放射损伤，可准确地区别囊性和实性病变，引导病变的穿刺活检和定位等特点，所以 B 超仍然是诊断乳腺癌的主要方法之一。近年来，有报道称用超声自动水浴静态和实时扫查仪可使超声诊断乳腺癌的准确率提高。

（二）乳腺钼靶 X 线摄影

1．检查方法

（1）常规摄影检查：乳腺钼靶 X 线摄影的投照位置很多，其目的就在于使乳腺的正常结构和病变的细节能够充分地显示，为乳腺疾病的诊断和鉴别诊断提供更多更准确的信息。常规检查包括轴位（头足位）和斜位。

乳腺轴位片：X 射线自上向下射入乳房。患者取站立位或坐位，下垂肩部，使胸部肌肉放松，将乳房从下方托起，放在摄片台上，前胸紧贴摄片台，压迫器自上而下压迫乳房，逐渐加压至皮肤紧张，患者有紧迫压痛感，但尚可承受。乳头居中，指向前方。

乳腺斜位片：斜位是相对于胸廓而言，X 线球管旋转 45°～60°，乳腺斜放在摄影台上，暗盒位于乳房的外下方，与患者胸大肌相平行，压迫器自内上向外下压迫乳房，乳头指向前下方，X 射线自内上向外下发射。由于乳腺外形大体呈半球形，外上象限的腺体比较丰富，并有向乳腺腋窝突出的乳腺尾部。斜位摄影是一个非常有价值的体位，它能显示较多的乳腺组织，包括乳腺尾部组织、部分胸大肌及腋部淋巴结。靠近胸壁的肿瘤，斜位片的检出率高于轴位片。

（2）特殊摄影检查：胸廓的曲度和乳房半圆外形的存在，总有一些组织不能被投射到胶片上，因此就需要在常规摄影的基础上加拍一些特殊位置，来满足乳腺疾病的诊断要求。主要包括乳腺内旋轴位片、外旋轴位片、内象限轴位片、外象限轴位片等。乳腺钼靶特殊摄影检查及其适应证如下。

乳腺内旋轴位片：病变位于乳房外侧象限。

乳腺外旋轴位片：病变位于乳房内侧象限。

双侧乳腺内象限轴位片：双侧乳腺内侧象限病变组织同时摄入同一张胶片内，有利于对比。

乳腺外象限轴位片：副乳腺或腋部肿瘤。

乳腺侧位片：与轴位片结合可给病变定位。

乳腺揉动像：当轴位或斜位片中出现较模糊的阴影，而另一个位置观察不确切时，可加照揉动像，以排除因腺体相互重叠而产生的假象。

腋窝位片：显示腋下病变和腋下淋巴结的数量和大小，帮助乳腺癌分期诊断。

乳腺局部点压片：更清晰地显示乳腺内病灶的细微结构，提高乳腺早期小病变的检出率。

（3）乳腺导管造影术：适用于乳头溢液的患者，对可触及肿块而无溢液的患者，可选择相应的乳管开口造影，最好多检查几支乳管，以便提高阳性率。

正常乳腺导管造影可见乳腺导管自乳头向里逐渐分支变细，呈树枝状分布。导管管腔均匀，管壁光滑完整，行走自然，通畅无阻，可有交通支。造影剂进入腺泡，可呈花蕾状或细斑点状。乳管内乳头状瘤常表现为圆形或类圆形，边缘光整的充盈缺损，占据较大的导管腔内。乳腺癌患者导管造影片上可见乳管轻度扩张并扭曲，行至肿块附近，突然中断，断端不整齐，或表现为导管断续显影，缺乏正常的分支。有时造影剂可进入到肿块内或间质内，有些病例表现为导管分支排列紊乱，管腔不规则狭窄，或有不整的充盈缺损，管壁僵硬。癌块周围的纤维增生反应也可造成病变区附近的中、小导管扭曲、狭窄和变形。

有的临床工作者不赞成这种检查，认为向乳管系统注入造影剂，在恶性病例时有促进癌细胞扩散的危险。

（4）乳腺血管造影术：可采用肱动脉和内乳动脉插管法。向内注入造影剂，连续摄片。血管造影对鉴别乳腺癌与其他良性病变有很大价值，恶性征象有血管扭曲、移位、中断或轮廓不规则；局部血运增加，血管数增加，管径增粗；出现肿瘤性病理血管，血管排列紊乱；出现造影剂涂染或造影剂池；局部循环加速，出现动、静脉短路等。良性病变时血管造影正常或血管单纯被肿块推挤移位。

（5）乳腺淋巴管造影术：乳腺内含有丰富的淋巴管，但目前尚无理想的方法使它在X线上充分显影。有两种方法可使乳腺内部分淋巴管显影，即乳腺实质内注射法和乳晕下注射法，造影为50%水溶性碘制剂，由于使用水溶性碘制剂，10分钟造影剂即在淋巴管中弥散消失。腋下、乳内区、锁骨上的淋巴结无法显示，故难以判断这些区域淋巴结是否有转移，需要进一步研究、完善检查方法，才能达到临床使用价值。

（6）囊肿充气造影术：任何临床或X线上怀疑为囊性病变时，或考虑为囊腺瘤、囊腺癌时，均可行囊肿充气造影术。

方法：皮肤消毒后，尽量抽出囊内液体，再注入等量过滤空气，立即摄片，亦可在抽出液体后，注入1mL水溶性碘制剂，转动体位，使制剂均匀涂抹于囊肿壁上，再注入等量过滤空气，形成双重对比，效果更佳。

本法对确诊囊肿、囊腺瘤或癌有特殊价值，单纯囊肿充气后显示囊壁光滑整齐；囊腺瘤时可见内壁有乳头状物突出，边缘光滑。若为囊腺癌时，则内壁有较大的肿物突起，且边缘不整，有时呈分叶状。

2．正常乳腺X线表现

（1）正常乳腺X线解剖：乳腺是柔软的腺体组织，在X线上可分为10层。①皮肤：呈光滑整齐，密度稍高的软组织条状阴影，厚度为1～2mm，粗细匀称曲度自然。②乳头：形态多有不同，密度高于皮肤。③皮下脂肪层：为一密度较低的透亮带，年轻妇女较薄，老年妇女可以较厚，在1～5mm之间，光滑匀称。④乳晕：在乳头后方呈较致密的软组织阴影，略呈半月弧形，内侧边缘光滑。⑤悬韧带：在皮下脂肪中，近似半环形索条状阴影向前延伸至皮肤，向后与腺体相连。在良好照片中可以清楚显示。⑥导管阴影：在乳晕后有横行，密度减低条形影，宽1～2mm，长3～5mm，前端较宽边缘不甚清楚，为大乳导管及其壶腹部；中小乳导管显示不清。⑦乳腺实质：呈密度高而均匀的致密影，腺小叶不易区分，但随年龄变化，腺体可呈云絮状或棉朵状。⑧间质阴影：指腺小叶间隔及结缔组织阴影，X线呈粗细不等条索状致密影，尖端多指向乳头。⑨血管：在腺体较少或脂肪多的乳腺中容易显示，呈密度略高，曲度自然的条纹影，边缘清楚。老年人有时可见到血管壁钙化，呈双轨状。⑩胸壁脂肪层：乳腺底部的脂肪组织与胸廓形成的透明带，随胸廓曲度自然存在，宽1～2mm，光滑整齐。此带消失往往说明病灶与胸肌有粘连和浸润。

（2）不同年龄的正常乳腺变化与分型：乳腺的X线表现是经常变化的，同年龄可有不同表现，不同年龄差异就更大。试将其分为5型，特点归纳如下。

致密型：以青春期女子多见，乳腺中等大小，腺体密度高而均匀，腺小叶界限不清，导管及间质影很少出现，靠近皮肤有少量脂肪组织，不显示血管影。

腺体型：以生育期妇女较多，乳腺丰满坚实，腺体组织呈云絮状或棉朵状。因为有少量脂肪组织混于其中，故密度不均匀。靠近皮肤悬韧带容易显示，偶见腺体中部间质及血管影，但无增粗现象。

中间型：以成年妇女多见，多数乳腺腺体减少，脂肪有所增加，腺体密度不均匀，间质及血管影比较清楚容易显示。

间质型：多见于围绝经期妇女，腺体萎缩，间质增多，脂肪较丰满，故乳腺透明度增加，有清楚条索状阴影分布于乳腺中，血管影增多、迂曲、增粗。

透明型：多见于老年妇女，乳腺大，脂肪多，间质少，乳腺密度低而透明，血管影增多增粗，有时可见血管壁钙化。

（3）月经期、妊娠期、哺乳期的乳腺特殊变化：一般排卵期至月经期间乳腺腺体增生，X 线片显示密度增高，月经后则密度减低，故月经后至排卵期前摄片较清楚。妊娠 3 个月后密度逐渐增加。哺乳期因腺体增生，腺管粗大且有乳汁积存，故腺体多较坚实。由于腺小叶之间间隙较明显，典型者坚实的腺体可呈“波浪”状，似水波纹隆起征象。

3．良性乳腺疾病 X 线表现

（1）乳房纤维腺瘤：典型 X 线征象为乳腺结节或肿块，直径为 1～3cm，形态规则呈圆形或卵圆形，密度均匀或有粗大钙化，边界清楚，周围有低密度晕环环绕。纤维腺瘤的钙化有两种表现形式：①粗大点状致密钙化，单发或多发，后者大小不等，其边缘锐利、形状不规则。②瘤周钙化，可为蛋壳状或斑点状。

乳房纤维腺瘤一般不伴腋窝淋巴结增大，皮肤无局限性水肿、增厚，皮下脂肪层结构清晰，胸大肌前缘清楚无受侵，乳房影内一般无增大、迂曲的血管影。但是，青春期短期增大明显的巨大纤维腺瘤，病变周围可见增大迂曲的血管影。

（2）乳腺囊肿：X 线表现为类圆形，边缘光滑，少有分叶，肿块密度均匀，高于腺体密度，肿块边缘一般较锐利，囊壁钙化一般为蛋壳样钙化，少有颗粒状钙化，肿块周围多有“透明晕”。

（3）乳腺导管内乳头状瘤：直接钼靶摄片往往无异常发现，有时可见乳晕下小结节状均匀致密影。导管造影时可见导管内单个或多个充盈缺损，相应导管不规则变细、变形、扭曲，近侧导管可有扩张，远侧小分支导管一般均显影，亦有不显影者。

（4）乳腺炎性病变：钼靶 X 线片常可见乳腺组织内大片弥漫性密度增高影，血管增粗，乳腺皮肤增厚，有时可见乳头回缩，但一般无钙化。钼靶 X 线片上乳腺慢性炎症和乳腺癌表现有极其类似之处，一般难以鉴别，需要超声、CT 或 MRI 帮助鉴别。

（5）乳腺增生性病变：X 线表现为腺体呈片状、团块状改变，病变范围广泛，密度增高，边缘不规则且模糊不清，亦可表现为均匀一致的致密阴影。

4．乳腺癌 X 线表现

（1）乳腺癌的 X 线分型：依乳腺癌病变 X 线表现的特点，将乳腺癌分为以下 6 种类型。

肿块型：表现为圆形、类圆形、分叶形或不规则的肿块，密度多高于正常组织。边界清晰或模糊。可有毛刺样结构，长短不一，近病变处略粗。病变内可有大小不等、形态不一、成簇分布的钙化灶。少数边缘光滑，密度均匀，形态类似纤维腺瘤或乳腺囊肿的病变，诊断较困难。

结构紊乱型：表现为组织结构紊乱，纤维小梁增粗，密度增高，病变区与周围组织界限不清。较小的早期病变呈星芒状。病变内可有成堆的沙粒样、分支状或短棒状钙化灶。

致密型：病变不形成肿块，表现为片状密度增高影，边缘模糊，周围结构紊乱。其内也可见钙化灶，多见于致密型乳腺。

钙化型：钙化是乳腺癌病变的唯一征象，表现为大小不一、形态各异、密度不均匀的簇状钙化灶，没有肿块形成。常见于致密型乳腺和退化型乳腺，粉刺癌和单纯癌多见。

导管阻塞型：发生于乳头溢液的患者，病变尚没有形成肿块，普通平片没有阳性发现，通过导管造影检查可见乳腺导管阻塞，是乳腺癌较早期类型，多见于乳管内癌。

弥漫型：病变弥漫分布，整个乳腺密度增高，结构紊乱，皮肤和皮下水肿增厚。多见于炎性乳腺癌。

（2）乳腺癌的X线表现：乳腺癌在钼靶X线片所见可分为直接征象和间接征象两大类。直接征象包括局限性肿块、成簇微小钙化、局限致密浸润、乳腺结构扭曲、两侧乳腺结构不对称等。间接征象包括皮肤增厚或回缩、乳头及乳晕异常、瘤周水肿、异常增粗的血管等。

肿块：肿块是乳腺癌最常见、最基本的X线征象，是诊断乳腺癌的主要依据。肿块的大小不一，X线片中现实的肿块大小多小于临床触诊，此为恶性征象之一。肿块的密度在多数情况下比较致密，与邻近的乳腺实质相仿或略高。肿块的形态多呈类圆形、结节状、分叶状或不规则形。大多数肿块的边缘不光整，境界模糊，可见轻微和明显的毛刺或浸润。

微小钙化：钙化在乳腺癌的诊断中占据特别重要的地位。作为乳腺癌的一个主要征象，它不仅可以帮助对乳腺癌的诊断，而且在相当一部分病例中，钙化是诊断乳腺癌的唯一阳性依据。有30%～50%的乳腺癌患者可以见到钙化，其中以导管内癌、浸润性导管癌为多见。微小钙化可以与肿物同时并存，也可以单独成簇存在。典型的恶性钙化成群成簇分布，大小、形态、数目不一。X线片中在1cm^2的范围内见到5个以上≤0.5mm的微小钙化时，应提高警惕。在特定范围内钙化的数目越多，其为恶性的可能性越大。恶性钙化的形态不一，常常是细沙粒状、细线状、条状、分叉状、不规则多角形或分支状等多种形态同时存在。钙化可以聚集在肿块之内或在其周围，也可呈节段性或弥漫分布。

局限致密浸润：当乳腺某一区域的密度异常增高，或两侧乳腺比较发现不对称的致密区，即为局限致密浸润。癌灶浸润绝大多数较正常腺体致密，特别是在它的中心部位，向外侧逐渐变淡，淹没于正常腺体阴影中，与正常组织的界限常不易确定，其内很少或无脂肪组织。浸润形态可为片状、不规则形或类圆形，局部加压放大点片有可能显示浸润区伴有毛刺及微小钙化等。

结构扭曲：有时乳腺癌的肿物很小，不易发现，但其成纤维反应牵拉临近组织，导致局部结构扭曲、紊乱。在X线片上表现为乳腺实质正常轮廓改变和间质成分产生的成角、星状及毛刺样改变。

乳头及皮肤改变：乳头回缩、局部皮肤增厚或回缩为乳腺癌的间接征象，多在病变较晚期出现。X线片上显示肿块和乳头之间有条索状或带状致密影相连。皮肤增厚在切线位显示最清楚，表现为肿瘤区局限或弥漫性增厚或回缩，皮肤和肿块之间可见条索影相连。

（3）几种特殊类型乳腺癌的X线表现：除少数情况外，目前尚不可能根据X线表现来判断其病理类型，但某些病理类型的乳腺癌可能具有比较特殊的X线表现。

乳头乳晕湿疹样癌或癌性湿疹：X线片表现为患侧乳头增大、增密及侵蚀。但因各人乳头大小可有很大不同，故只有在临床提供了详细病史后，才能使放射科医师注意到乳头的改变，并在与健侧乳头仔细比较后，才能确认。病变后期则有乳头内陷、破坏或完全消失等改变，较易辨认。乳头乳晕湿疹样癌除乳头改变外，常合并有中心位的导管癌，X线片特征性地表现为乳头下方多数微细血管钙化，并可沿乳导管追踪到乳头。

黏液癌：黏液癌的X线片表现可近似良性肿瘤。肿块的密度多比较淡，近似一般良性囊肿的密度。若瘤内有出血时，密度可增高，肿块的边缘亦比较光滑。然而，癌瘤附近的乳腺小梁可有扭曲、牵拉及变形，也可出现一些如皮肤局部增厚、血运增加等继发的恶性 X 线征象。黏液癌在 X 线片较易见到钙化。钙化部位多在黏液间质中，颗粒比较粗大，形态不规则。

髓样癌：由于髓样癌中癌细胞聚集较密。且常有出血，故 X 线片上块影密度较高。当肿瘤发生坏死时，可出现不规则透亮区。有些髓样癌病例，由于炎性细胞浸润，可使块影的部分边缘模糊，严重者可将块影完全掩盖。钙化亦较常见，如发生在癌细胞中，则多呈细小针尖状；如发生在坏死组织中，则钙化颗粒可较粗大。

硬癌：硬癌在 X 线片上颇具特征。肿物多数直径仅为 2～3cm，因有明显纤维增生，故密度甚高，块影边缘皆有明显的、长短不等的、粗细不均匀的毛刺阴影，甚至长度可数倍于肿块的直径，毛刺可直接伸展到皮肤，引起皮肤局限增厚和凹陷；亦可深入到乳头下，造成乳头内陷及漏斗征等。

炎性乳腺癌：X 线片表现为患乳普遍性致密。悬韧带因有癌细胞浸润而显著增厚。皮肤均有广泛而显著增厚，常累及全乳。血运常有增加。皮下常可见与皮肤表面呈垂直走行的条索状阴影，是由癌性淋巴管炎所致。炎性乳腺癌的 X 线表现不同于一般的乳腺癌而与急性炎症颇为相似。但是，急性炎症经抗生素治疗 1 周后即可有明显的吸收好转。

小叶癌：X 线片显示小叶增大，但基本仍保持其正常外形，故难以辨认出有异常。若病变较广泛时，X 线片上可显现球形或绒毛状致密影，颇似小叶增生或导管增生。有时可造成乳腺小梁较广泛地扭曲、变形。癌突破基底膜后，呈现与一般乳腺癌相同的 X 线表现。钙化为诊断小叶原位癌的一个重要 X 线征象，小叶原位癌在 X 线片上有较高的钙化出现率，但它与管内癌不同，钙化常发生在癌旁区域，而不是在癌巢内，此点在指导活检时需加以注意。此外，小叶癌有较高的双侧发病率，故需注意对侧乳房的检查。

导管内癌：导管内癌在 X 线片的特征钙化出现率较高，且多为针尖状微细钙化，可为丛状分布，一般较为弥漫而密集，遍布于乳腺的大部分。特别是粉刺样管内癌，最易在坏死的细胞残屑内发生典型的细沙状钙化。一些导管内原位癌即是凭借此种特征性转化而由 X 线诊断出来。当导管内癌侵出管外时，则可具有与一般乳腺癌相似的 X 线表现，唯纤维增生反应及毛刺等改变较不明显。

高分化腺癌：此类肿瘤在 X 线片表现得极似良性。肿块边缘多光滑、整齐，无皮肤、乳头等改变，亦无血运增加。部分病例用放大摄影可显示瘤块边缘有少许细小毛刺。

（三）CT 检查

CT 检查不是早期乳腺癌应选择的影像学检查方法，但对显示晚期乳腺癌的病变范围及检出复发病变有临床意义。CT 检查可以发现乳腺内较小的病变，对囊肿、出血、钙化等病变的敏感性高。胸壁软组织和腋窝淋巴结的显示也优于钼靶 X 线摄影，在乳腺癌的转移和乳腺癌术后随访观察等方面，都具有优越性。另外，CT 检查更适合腺体量丰富的致密型乳房。但是，由于 CT 检查的 X 线辐射剂量大，检查费用较高，所以一般不作为首选的检查方法。乳腺癌 CT 征象包括以下 3 点。

（1）直接征象：局限性肿物为主要表现。CT 显示肿物的表现与 X 线片相仿（如肿块、毛刺），但显示靠近胸壁的肿物较 X 线片优越，显示微小钙化的能力不如 X 线片。

（2）间接征象：CT 显示皮肤增厚、皮下组织或胸大肌前脂肪组织网状改变，胸肌受侵蚀、乳头、乳晕改变及大导管增厚较 X 线片优越。

（3）淋巴结转移：CT 可显示各个水平的腋窝淋巴结及内乳淋巴结转移，优于 X 线片及 B 超扫描。

（四）MRI 检查

MRI 检查对乳腺癌的诊断价值尚属探索研究阶段。Yousef 用 MRI 检查 10 名正常志愿者和 45 名患者的乳腺。在 16 例乳腺癌患者的图像上皆造成正常导管结构的紊乱，癌区为降低的信号强度区，边缘不清，不规则或有毛刺及浸润。2 例伴有皮肤内缩及乳头内陷，但 MRI 检查图像不能发现微细钙化。Yousef 认为，MRI 检查对乳腺良、恶性病变的鉴别能力至少与乳腺摄影相等，对囊肿及结构不良的评价要优于乳腺 X 线摄影。

由于在诊断乳腺癌上无独到之处，且费用昂贵，费时，故很难普及。但是，在疑有出现颅内转移时其应用价值较大。

（五）放射性核素显像

（1）^{32}P 体外探测：在 20 世纪 60 年代曾有报道，该原理是利用癌细胞磷代谢比正常组织旺盛的特点。口服磷（$Na_2H^{32}PO_4$）300～500μCi 于 2 小时、4 小时、6 小时、24 小时分别测肿瘤部位和对侧相应对照部位的放射强度。发现乳腺癌组织中磷含量较正常乳腺组织高。天津市人民医院用此法诊断的正确率为 80%左右。其假阴性结果见于：①肿瘤深在。②癌细胞数目少（如硬癌、黏液癌）。③肿瘤体积过小等。假阳性结果见于皮下炎症和充血，主要是有血中的磷含量所造成。为提高诊断率，他们还采用了切开皮肤探测法，确诊率上升到 87.5%。但此法对发现早期乳腺癌意义不大。目前此种方法已很少见报道。

（2）放射性核素骨显像：自从 Treadwell 应用放射性核素研究乳腺癌骨转移以来，确知骨扫描对骨转移癌有早期的定位诊断价值。近年来，以 ^{99m}Tc（锝）标记的二磷酸盐为示踪剂，借照相机做全身骨显像，已成为早期发现骨转移的一种有效方法。

骨转移的发现常以骨痛为先导，这时 X 线检查不一定能够查出病灶。因 X 线是靠观察骨质破坏或增生引起的透光度改变进行诊断的。骨扫描通常能早于骨痛和 X 线检查而发现骨转移病灶。Furnival 等报道 75 例 Ⅰ、Ⅱ 期乳腺癌，做全乳腺切除术加放射治疗。术后每 6 个月用 ^{99m}Tc 做骨扫描一次，观察 3～5 年不等。首次发现骨扫描阳性患者 15 例，后来 10 例证实有骨转移。继后，在随诊中又发现骨扫描阳性 15 例，后来全部证实有骨转移。值得注意的是骨扫描始终为阴性的 49 例中，后来也有 11 例发生了骨转移，骨扫描的灵敏度虽高，但仍不免有假阴性。假阴性率为 3%～8%。值得注意的是在伴有骨痛的良性病变如骨关节炎、骨质疏松和髂骨凝缩性骨炎时，可发生假阴性。

（六）热图检查

（1）液晶热图像检查：用液晶测量皮温自 Ferguson 开始，Seawry 把它试用于乳腺癌的检查上，Tricoire 发明液晶薄膜，简化了操作，并在临床上用于 300 例妇女乳腺疾病取得了很好的效果。

胆甾型液晶（脂肪族酸和芳香酸的胆固醇酯）受温度作用时，其颜色发生变化，即液晶的彩色温度效应，乳腺癌病灶处产生的代谢热较高，血运丰富，这种异常代谢热或直接穿透皮下组织反应到局部皮肤上，或借邻近通过的血管，由血液的热对流作用，将异常代谢热引流到皮下浅层静脉。从贴敷在乳腺皮肤的液晶膜上呈现不同颜色的图形加以识别，根据图形鉴别病变的性质。张克勒等对 531 例健康妇女乳腺普查，从液晶热图表现与乳腺外形关系进行分析，将乳腺外形归纳为小乳腺、中等乳腺、大乳腺和萎缩型乳腺。并按呈现的血管热图形分布和形状分为异常、正常对称和不对称 3 类。又以血管的多少分为少血管、中等血管和多血管 3 型。小乳腺的中等血管、大乳腺多血管和萎缩型乳腺少血管都要占半数以上。他们又将 1751 例乳腺疾病的图形归纳为 12 种病理图形。

Davison 等曾用液晶热图检查 17 例，其阳性所见主要有：①围绕某一区域见到局限性热区和明显的静脉回流支。②见到绕过乳头走行的一些静脉回流支。③见到通往腋窝的静脉回流支增加。④见到不同的温度梯度的粗大脉管。

液晶热图探查乳腺肿瘤主要是依据热的变化，因，检查室的室温、气流及乳腺的外形及所处的生理状态，激素类药物，触诊、穿刺活检、外伤等均可影响诊断的结果。有些癌在热图上未显示任何异常，可能与癌的组织学类型有关。该类常为细胞分化好、产热低或因脂肪厚或有假包膜形成影响热传导等原因造成。造成假阳性的多见于纤维腺瘤，其次还有小叶增生、囊性增生、乳头状瘤、乳管扩张、新鲜的脂肪坏死和慢性炎症等。也有液晶热图阳性而其他检查皆未证实、过一两年后才被证实为癌和液晶热图为阳性，而手术切除为良性病变而复发证实为癌的报道。

液晶热图的动力学检查就是观察热的动态变化来诊断疾病。具体操作：用吹风机使乳腺皮肤制冷，在制冷的前后做液晶热图进行对比，观察热耐力及返热速度等动态变化。要在数秒钟内观察：①热图形出现的起始点。②热图形的扩散方向。③热流速度，并以此来诊断早期癌。

天津肿瘤研究所张克勤将乳腺癌的液晶热图形分为 5 级，即 C_0、C_1、C_2、C_3、C_4。他们观察 168 例乳腺癌患者，认为 C 分级指数更重要地反映预后，并可定期追查可疑患者。在追查中，级数升高，可诊断为恶性，级数下降，则可排除恶性。

液晶热图是一种无损伤、简便、易行、经济、符合率较高的诊断方法。配合其他的诊断方法，能起到辅助诊断的作用。但是，有的学者对此持相反的意见。

（2）红外热图像检查：是根据正常人体内存在红外辐射和乳腺癌组织增殖快、代谢旺盛、血运较正常丰富，因而比周围正常组织能产生更强的红外辐射的特点，用红外热成像技术把乳腺表面的温差变成肉眼可见的图像。医生分析了 110 例乳腺肿块患者发现：①90%乳腺癌（包含肉瘤）两乳热象不对称，患侧有异常热区及血管形态改变（$P<0.005$）。②乳腺癌肿块局部温度明显增高。③乳腺癌患者患侧乳头冷点消失。④乳晕热环温度较对侧变大，温度增高。

此外，还有蒸发热图、磷光热图、微波热图都需要特殊的设备，在此不再一一赘述。

（3）计算机近红外光扫描检查：利用乳腺软组织密度和血红蛋白含量对红外光十分敏感的特性，用红外光对乳腺软组织进行扫描，并经过图像处理后，在荧光屏上获取清晰的图像，方志沂等用此扫描仪检查 110 例患者，乳腺癌的阳性符合率达 90%，明显高于 X 线诊断。在乳腺以致密型为主时，X 线的病变影像常被遮盖。而近红外光则可较容易地穿过致密型腺体，清晰地显现其中结构，此为优于 X 线的特点之一。对早期乳腺癌的诊断价值如何，目前此类文献报道甚少，尚需进一步积累经验。

（七）冷光透照检查

近年来，国外有关冷光透照诊断乳腺疾病屡见报道，褒贬不一。国内张克勤首先将该技术应用于临床，并加以肯定。自此，冷光透照在国内逐渐展开。

1. 冷光透照图形的生物学基础 由于乳腺组织对红光和近外部分波长光的吸收程度的不同，所以透光检查时可见黄、橙、红、棕和黑的不同颜色。Ohlsson 认为正常活体细胞的细胞质要比胞核更透光，癌细胞的大部分为核所占据，癌细胞密集的癌灶透光要低于正常组织。同时癌细胞含氮量增高对红外线的吸收与结缔组织或良性增生的正常细胞有所不同。Watmough 将手术切下的各种乳腺疾病组织薄片放在塑料的比色杯中，检测其吸收曲线，结果表明，癌与良性病变之间无明显区别，而光吸收的多少可能与组织中含有的氧化血红蛋白的量有关。张克勤的试验结果与 Watmough 相同，癌灶附近血管增生，血运丰富，对光的吸收增加，透光呈棕黑色。炎症积乳、血肿等光吸收更为明显，所以呈棕黑色。

2. 正常乳腺及几种乳腺疾病的透照图像

（1）正常乳腺：光亮清晰，均匀，黄橙色或红色，血管两乳分布对称，数量相近似，上粗向下象限延伸而逐渐变细，外形光滑，走行自然。绝经期后，大乳腺透明度好，血管数量少或看不到血管。年轻妇女透明度稍差，血管亦稍多，妊娠、哺乳期妇女透明度很差，血管亦明显增多、加粗。两乳广泛的、匀称的透光度减低，仍呈暗红色，无局限性暗区，此种现象多属乳腺结构不良。

（2）乳腺癌：大多数有不同程度的暗区，境界不清，一般中央暗，边缘淡，或呈不均质改变。部分较小的黏液腺癌，髓样癌暗区可不明显。若癌灶巨大，透照下可呈一片“漆黑”。病灶区血管增多、紊乱，四周血管向暗区集中，或向暗区迂曲，牵拉成角，或血管在病灶区突然中断，推动包块可见血管随暗区同步移位，但有少数病例则无明显暗区与血管改变。

（3）纤维腺瘤：瘤体直径＜1cm 时，大多不显示暗区。有时仅在弱光下推动包块方可见到淡暗区活动，加大亮度暗区消失。瘤体大者可见暗区，边缘清楚，均质，活动度大，病灶区血管大多无异常改变。偶可见血管绕暗区行走。部分病例，局部血管增多，但推动包块，血管不随暗区同步移位。

（4）囊肿：随囊液性质不同而异，若为血性或积乳，则为境界清楚的深暗区，若为澄清的液体，由局部亮度比周围更大，呈境界清楚的透亮区。囊肿四周血管行走自然，无异常改变。

（5）炎症：急性炎症临床即可诊断，无须透照检查。冷光透照下一般呈一片“漆黑”，而慢性炎症的图像可呈多种多样。常见有两种情况：一种暗区周围看不到血管，呈一片“宁静”状态；另一种暗区也有局部血管改变，血管增多，增粗，集中等，酷似乳腺癌的冷光图像。

（6）增生性病变：多种多样，可呈正常冷光图像，亦可出现局部透光度减低，血管纹理增多，呈网状改变，血管模糊等。当增生性病变合并纤维腺瘤形成，或伴有导管扩张，囊肿时，冷光图像易与乳腺癌相混淆。

（7）乳腺脂肪坏死及结核：临床上酷似乳腺癌。冷光图像也与乳腺癌相似，甚至暗区更深，更不规则，也伴有血管改变，如向暗区集中，也可出现血管中断现象。与暗区同步移位等，故单凭冷光透照则无法与乳腺癌鉴别。

冷光透照诊断乳腺疾病的符合率为 53%～94%，浸润性管内癌及黏液腺癌符合率低，造成假阴性主要是管内癌尚无形成明显的肿块和黏液腺癌有大量的黏液，可增加光的穿透，不易与周围组织区别。光的强度和乳腺的结构、外形关系密切，脂肪型乳腺透光度高，致密型乳腺透光度低，故要根据患者的情况调节光的强弱，对于乳腺的小肿瘤，应将光度减弱才能发现。在月经前、经期及妊娠期乳腺充血，最好不在此期检查。乳腺基底部粘连胸壁的病变透照的检出率低。脂肪坏死、结核及部分慢性炎症易造成假阳性。

二、病理学检查

（一）组织学检查

目前尽管各种诊断技术的飞跃发展，要使早期乳腺癌诊断率明显提高，最终仍需靠组织学诊断，乳腺内的肿物在诊断和鉴别诊断上存在一定的困难，因此在进行手术前一定要有组织学的诊断。活体组织检查（简称活检）对发现早期乳腺癌，是一个非常重要的手段，如果术前无组织学诊断，即使有经验的外科医师，也会发生误诊，而对早期乳腺癌贻误治疗或对良性病变做过大的切除手术。在各种诊断方法中，组织学的诊断最准确可靠。乳腺的活检有以下几种方法。

（1）切除活检：是指自肿瘤边缘外一定的距离，将肿瘤及其周围部分乳腺组织一并切除，一般适用于癌瘤直径＜2cm 的病例，在做好根治性切除术一切准备的情况下进行，取下肿瘤标本后，快速做冷冻切片，证实为恶性者，立即做根治性手术。目前对于诊断尚未肯定的病例，多数医院采用此种方法。准备做放射治疗的病例，偶尔适用此种方法检查。据国内文献报道，除临床Ⅱ期以上者，术前切除活检间距手术时间 8 周以内者较 8 周以上者，5～10 年生存率有显著差异外，其余未见明显差别，从而认为乳腺癌切除活检，一般不影响预后，以切除活检后 8 周内行根治术为宜。国外 Scheel 报道 300 例乳腺癌，其中 112 例做了切除活检，188 例未做活检。随诊结果，两组相比，不论是Ⅰ期或Ⅱ期，其 5 年生存率都很接近，有学者认为活检的时间与手术的时间越短越好。乳腺的冷冻切片不像甲状腺的冷冻切片那样容易出现假阳性或假阴性，所以冷冻切片后手术是可取的。Sparkman 收集美国文献报道的 7 组乳腺癌中，总数 3536 例冷冻切片检查，其准确率为 97.7%，假阴性和当时不能做肯定诊断的病例分别占 0.6%和 1.7%，全部 7 组中没有假阳性出现。上海医院医生报道 359 例乳腺癌冷冻切片检查，346 例（96.4%）即时确诊，5 例（1.4%）不能肯定诊断，假阴性较多，占 8 例（2.2%），假阴性中，除 1 例为叶状囊肉瘤外，其余全是早期乳腺癌。中国人民解放军第三军医大学附属第二医院报道乳腺恶性肿瘤 101 例，仅 1 例不能做肯定诊断。Ackerman 则提出，此法诊断对具有乳头状结构的肿瘤及导管内新生物常难辨别其良恶性。Farrow 报道 270 例小叶原位癌，有 176 例冷冻切片检查认为是良性病变。遇到诸如此类的病例，如没有充分而可靠的组织学改变依据，则不宜贸然下诊断，应等待石蜡切片诊断。

切除活检不仅能达到活检的目的，又能达到治疗的目的，所以应尽可能地将肿块切除干净，一般认为至少距肿瘤边缘 1cm 左右。

切除活检的指征：①可触及的肿物，有痛性的肿物并不能排除恶性。②非可及性肿物或 X 线片上显示微小的钙化。③乳头的异常，乳头周围糜烂或近来的自发性乳头回缩。④乳腺皮肤的改变，如酒窝征、橘皮样改变或无任何感染的炎性征象存在。⑤腋窝淋巴结肿大。⑥针吸细胞学阳性。

（2）切取部分活检：适用于较大或已与皮肤粘连的肿瘤，在肿瘤表面切开皮肤和皮下组织，暴露肿瘤后切取小块瘤组织，即刻做冷冻切片。切取时，需用锋利的手术刀，不要用剪刀，切忌挤压瘤体。切一小块瘤组织下来，进行快速冷冻切片，并不违反肿瘤治疗原则。否则，若对大的癌瘤做切除活检，可以想见，引起癌瘤播散的机会可能要比切取活检更大。此外，切取活检还适用于癌瘤破溃者，在靠近癌瘤边缘部位切取小块瘤组织，必须够深，以免仅仅切取到癌瘤表面的坏死组织。

（3）乳管内活检：用扩张器将乳管扩开，插入刮匙到乳管内的可疑部位，获得小块组织然后行病理检查，但此种方法因难以操作，需要特殊的设备，而获取的组织量太少以致病理诊断难以肯定，故难以推广。Hardy、Griffin 和 Rodriguez 指出了这种检查方法的缺点和危险性：①阴性的报告不能排除肿瘤的存在，因肿瘤小而易漏诊。②早期癌依赖于组织学检查，针吸活检可以达到这个目的。③肿瘤为良性时，切除活检可达到治疗目的。他们认为，确定肿物性质最可靠的方法即切除活检或切取活检。

（4）影像学引导空芯针活检：空芯针活检能够提供准确的组织学诊断结果，标本量充足，还可以区分浸润性癌和原位癌，切取标本能够进行免疫组化检查，尤其在影像学的引导下能够准确对乳腺肿块，尤其是不可触及的肿块，进行活检。因此，目前很多人都已经放弃了别的活检方法而选择了有大切割针的空芯针活检。

目前空芯针活检针径一般为 11G～14G，14G 的一般称“活检枪”，是有能够快速击发的弹簧装置的自动活检仪器。而 11G 的使用往往是真空辅助旋切探头，其取出的活检组织量是最多的，但由于其成本最高，从而限制了其广泛使用。

（二）细胞学检查

1. 针吸细胞学检查 又称细针针吸细胞学检查，它是在穿刺活检的基础上发展起来的。其主要原理是利用癌细胞黏着力低易脱落和被吸出的特征，从肿瘤组织中吸取少量细胞而达到诊断目的。1912 年，Ward 对肿大淋巴结采用细针穿刺，同年，Guthrie 建立针吸细胞学方法，1930 年，Martin 和 Ellis 对纽约 Memorial 医院所有乳腺患者用此方法进行诊断，Zajick 对所有可触及的乳腺肿物都进行针吸，并认为如果术前细胞学确诊乳腺肿瘤为恶性，则术中不必再做冷冻检查，事后发展成现在的细针针吸细胞学，此方法在欧美国家已得到成功的运用。国内不少医院也将其列为乳腺常规的检查方法，对乳腺癌患者的诊断获得了良好的效果。

大量资料证明，乳腺肿物针吸细胞学诊断具有简便、快速、安全、费用少等优点。因此，针吸细胞学检查作为乳腺癌诊断手段之一，具有其独特的使用价值。

（1）针吸细胞学的指征及注意事项

指征：①孤立病变，临床上考虑为囊肿、良性肿瘤或恶性肿瘤。②临床上明显的囊性病变，可做诊断性穿刺。③乳腺癌切除后瘢痕上孤立或有多发的小结节。④可疑的远处转移病灶，包括皮肤结节和肿大的淋巴结等。

注意事项：①针吸穿刺部位要准确。②必须获得足够的标本。③正确的制作涂片，涂片不应太厚，以免影响观察。④全面细致地分析细胞。只有注意以上 4 条才能做出正确的诊断。

（2）针吸技术及涂片制作方法

针吸技术：穿刺部位的皮肤局部用碘酊、乙醇消毒，无须麻醉，乳头部位较敏感，有时需用局麻，一般选用 5mL 空针，7～9 号针头，国外用 Cameco Pistol，右手持针与壁斜行方向进针，左手食指、中指固定肿物，刺入肿物，当针尖刺入肿物的中心时，用力回拉针栓，使呈负压，在保持负压的情况下，改变 1～3 次方向，以吸取不同部位的细胞，在换取方向时，针头保留在肿物内，在针头拔出之前，放去负压，然后拔针，这样操作常是取材成功的关键。对无明显肿物者，可根据 X 线乳腺摄影的可疑部位或局部软组织增厚部位进行针吸取材。

涂片的制作方法：在制图片时，操作要轻，不可来回摩擦，以免损坏细胞，涂片的厚薄适宜，太薄时细胞太少，太厚时细胞重叠，均可降低诊断率。涂片在半干状态下，放入 1:1 的纯乙醇和乙醚混合液中固定 10～15 分钟，也可放入 95%的乙醇中固定，然后用巴氏染色、HE、吉姆萨或瑞特染色均可，以吉姆萨染色法较简便，细胞结构清晰，但有夸大感，容易造成假阳性；HE 染色法繁杂，但细胞透明度好，核与浆对比鲜明，有利于细胞涂片与病理切片的对比分析。染色不良常可见以下原因：①涂片过分干燥。②不恰当的固定。③载玻片不洁或有油脂。④固定液内有污染。⑤漂洗不够。⑥染色太深或太浅。

（3）针吸细胞学形态

癌细胞的形态特点：①癌细胞体积明显增大，但细胞质常不明显。细胞核直径多在 20μm 左右，大者形成瘤巨细胞，有时小型癌细胞容易漏诊。②细胞核形态呈多形性，大小不一致，常相差 2 倍以上。③细胞核深染、染色质粗大，呈网状或块状，核有丝分裂前期染色质凝块更明显。④核仁明显增大，直径达 5μm 以上，核仁数增多，可达 5 个以上。⑤出现多样的有丝分裂期，具有重要的诊断价值。⑥涂片细胞量丰富，多数布满癌细胞。⑦细胞分布弥漫、排列紊乱，成片成团，互相重叠，有时出现细胞吞入现象。

良性细胞的形态特点：①来自小叶或腺管上皮细胞的特点，是卵圆形或圆形的核及致密的染色质；细胞质边缘轮廓清晰，常成群出现。偶尔上皮细胞呈管状或小叶状排列，单个出现的上皮细胞常无细胞质。②双极裸核，在针吸乳房纤维腺瘤中，可见到双极裸核，核卵圆形，较腺管细胞的核稍小，直径为 6～8μm，染色质呈细颗粒状，均匀一致，染色深。其来源不清楚，有些人认为来自肌上皮细胞，双极裸核的形态及大小变异也较少。③分泌细胞，在针吸标本中常见。常出现有小囊肿，可形成乳头状团块。如标本来自大囊肿，这可能是唯一见到的细胞成分。细胞边缘清楚，核呈圆形，多集中在中央部；细胞质含有许多嗜酸性颗粒，超微结构下，肿胀的线粒体差异甚大，6～11μm，但细胞形态相当一致。④泡沫细胞，顾名思义，细胞特点为细胞质内有小空泡，呈泡沫状，大小不一，核常在边缘部分，圆形，核膜清楚，有时多核，其准确来源尚不知，可能来自上皮细胞或组织细胞，因其具有吞噬能力和其形态，故推测来自组织细胞，但有时像变形的腺管上皮细胞。⑤脂肪细胞，常成群出现，核小，染色深，位于边缘，细胞质边缘极薄。⑥纤维细胞，其为结缔组织的组成部分，呈棘状，核呈圆形或卵圆形，位于细胞中央。⑦巨细胞，形态不限于单核细胞型，常有多核巨细胞型，在妊娠期常可见到。在产后早期、炎症及肉芽处均可见到异物巨细胞，此时在囊肿液内也可见到。结核性肉芽肿中能找到朗格汉斯巨细胞，放射治疗后巨细胞的核可呈畸形。

（4）乳腺恶性肿瘤的细胞学诊断标准：恶性肿瘤的细胞学诊断，必须应对细胞的“恶性”无可怀疑，因此在考虑恶性的诊断之前，必须至少有 2 个主要的恶性诊断标准。因为胞核与细胞质的比例不能完全作为诊断依据，因许多恶性细胞，看不到细胞质，故此诊断恶性的绝对依据是核的改变，包括核的增大和核的多形性，这是众所周知的公认标准。恶性肿瘤的核较良性大数倍，其直径为 12～40μm，最简便的方法是与红细胞相比，红细胞直径为 7.5μm。只有一个例外，即变异的小细胞乳腺癌，其核大小常与良性上皮细胞者相似。因此，该细胞易被误诊。其次“多形性”在文献上是指细胞核的形状多样，核大小不一，在乳腺这两种现象均可见到。偶尔在纤维腺瘤或乳腺囊性增生病的涂片上，可见到某种程度的多形性。低倍镜下，在 15%的乳腺恶性肿瘤中，瘤细胞核呈现一致性。这种常诊断为分化良好的癌，在高倍镜下可见核膜不规则，核膜增厚，出现裂口现象，边缘呈扇形。

核浆之比：乳腺针吸时大多数恶性肿瘤的涂片上，看不到细胞质，这表明在针吸时，细胞质受到破坏。因此，核浆比例便不能作为诊断依据，高度分化的癌，可见到保存良好的细胞质。

核仁：恶性细胞常含有扩大的多个核仁，可是核仁的突起，不能认为是恶性病变，因此此种情况也可常见于良性增生症中。

1）恶性疾患的间接征象：细胞团集现象消失，细胞成分显著增多，是诊断恶性肿瘤的重要间接征象。细胞群分离在鳞状细胞是由于细胞间桥的消失；在腺癌是由于黏着力减弱，故细胞核分布不均，极性消失。但是，黏液癌，癌细胞相互粘连，仍保持良好，涂片上细胞丰富，亦是乳腺肿瘤的另一特征。因负压抽吸时，可将细胞间粘连分离，例外的是硬癌，后者常见少数细胞，是假阴性诊断原因之一。在组织切片上，硬癌细胞周围有致密纤维基质围绕，不易分离，只有反复穿刺，或用粗针头才获成功。涂片上出现红细胞或黏液无特殊意义，而核内空泡常是变性，而非恶性变，其次是显著的核内空泡，泡沫细胞的多核现象，增大的导管细胞有明显的核仁等，都是由于内分泌紊乱刺激所致。

2）可疑涂片的诊断标准：细胞学涂片诊断可疑时，切取活检是必要的。细胞学在下述情况之一，均属可疑：①轻度或中度的核增大或多形性变。②核一致性增大伴明显核仁，可见炎症或异物反应，也可见于激素治疗后涂片。③偶见明显的核增大和中度的多形性。例如，在纤维腺瘤或囊性增生病常可由此而误诊。④由于核大及明显的多形性，大量的组织细胞与恶性细胞相混淆，但是前者细胞边缘苍白，细胞质呈小空泡样，细胞质边缘不清，故细胞学者要准确加以辨认。⑤乳腺癌的小细胞，形态变异繁多，难以诊断。因在核大小上很难与良性上皮细胞区别，可幸的是此细胞不常见。

（5）乳腺良性肿瘤的细胞学诊断标准

炎症与感染：在炎症与感染时可见大量淋巴细胞、浆细胞、白细胞、颗粒细胞、单核细胞与组织细胞等。此外，也可常见泡沫细胞及核巨细胞，不典型的组织细胞有时在鉴别诊断上易造成误诊，组织细胞核虽增大，形状多变，细胞质可出现空泡，但组织细胞有光滑而规则的核膜，可资鉴别。涂片背景为成片坏死细胞碎屑和不成形的坏变物质时，因而常显涂片厚而脏。在针吸乳腺涂片时，可见到脂肪坏死，有孤立或成群的脂肪细胞，多形核白血细胞，巨细胞及相当多的组织细胞。患者若自述有外伤史，对诊断很有帮助。乳腺结核在涂片上除可见大量炎性细胞外，还有多核巨细胞及上皮样细胞，形成的结核结节样排列，抽吸时为脓性坏死物。

乳腺囊肿：其细胞学评价与临床处理有密切关系，因大多数病例不仅是诊断手段，也是治疗方法。囊肿形成的机制：①囊肿发生在扩大的导管内。②囊内含有浓缩的乳汁。③导管炎性扩张易引起囊肿。④外伤性乳腺坏死引起囊肿。⑤囊肿合并管内乳头状瘤。大囊肿衬以单层扁平上皮，偶尔上皮被结缔组织所代替。囊液呈琥珀色，偶呈灰绿色、血性或棕色，一般液内仅有少数细胞，多为泡沫细胞，其次为扁平上皮细胞，泌乳细胞也可出现。此外，有白细胞及多核巨细胞，大囊肿含液量可达 40mL 以上，小囊肿含 0.55mL 常用离心法浓缩乳汁，有似牙膏管型样，涂片内常见泡沫细胞及脂性蛋白样物质。

导管内乳头状瘤：易发生在乳头周围的中小导管内，常伴发浆液性及血性积液，乳头状瘤的脱屑细胞群排列形状特殊，其上皮细胞常作为长型分支或数个相连，形成杯嵌样的小团，细胞质稍多而均匀，结缔组织罕见，背景为血性，无双极裸核细胞。

乳腺增生症：在抽吸时，有针吸橡皮感，进退两难，局部增厚，但无明显边界，所吸细胞量极少，为3～5个正常上皮细胞，呈散在排列，背景清亮，而淡染，如涂片中能见胞质红染的大汗腺样细胞时，更有助于增生症的诊断。

乳房纤维腺瘤：肿块大小不等，质地较硬，边缘光滑，境界清楚。在抽吸时，针感松软，可吸出多量成团排列的细胞，其间杂有染色质较深的双极裸核细胞。前者胞核常有间变，染色质粗糙，细胞大小不等，常被误诊为假阳性。

（6）妊娠期乳腺针吸细胞学征象：妊娠期乳腺针吸活检可见到显著核增大及突出核仁，这是由于内分泌刺激及分泌活动增加所致，但能常见到大而圆的核及边界清楚的细胞质，使涂片呈单一形态。

（7）影响细胞学诊断的因素

出现假阴性：主要原因如下。①肿物过小，针吸时不易掌握。②针吸部位不准确也是假阴性的重要原因。③细胞的辨认能力差是另一个重要的影响阳性率的原因。④部分分化好的癌细胞或小细胞型癌细胞形态极难鉴别其良恶性。

出现假阳性：文献报道，出现假阳性最多的是纤维腺瘤。除有双极裸核细胞外，其周围带有大而间变的细胞核大，核染色质颗粒粗糙，是误诊为癌的一种常见原因。其次是乳腺结核病，增生的间叶细胞与异型上皮细胞难以区别，易误诊为癌细胞。另外一种是脂肪坏死细胞变性严重，也易出现假阳性。

取材不准：原因如下。①因肿物过小或部位较深，左手不能很好固定肿物。②抽吸时未能改换方向，因此取材太少。③肿物如有纤维化增生时，组织较硬，穿刺细胞脱落少，故硬癌针吸诊断率较低。

肿瘤组织类型不同：以小叶癌、导管癌及其初期浸润性癌、乳腺增生症癌变等早期病变效果为差，由于其病变小而分散，细胞学检查结果假阴性较高（占34.2%），其次是单纯癌（占12.3%），以髓样癌针吸效果最佳，阳性率高（占95%）。

（8）针吸细胞学检查的扩散转移问题：针吸细胞学检查，现已成为乳腺癌早期诊断的重要方法之一，但仍有人对此怀有疑虑，担心针吸刺激会引起扩散转移，影响生存率。经过多年的临床实践证明，因穿刺检查而导致扩散的机会是极少的，故此种顾虑是完全不必要的。

不论针吸、切除、切取活检或其他检查，甚至用力触摸，理论上都会造成损伤，有使肿瘤细胞进入血液引起扩散的危险。为此，许多学者进行过深入的研究，其结论基本一致，都认为乳腺癌针吸检查不影响患者的生存率。

Robbins等报道，纽约Memorial医院1576例乳腺癌，分别按腋窝淋巴结有无转移，比较了吸取活检组（总数169例）和切除活检组（总数267例）两者的5年生存率，经统计学处理发现，针吸活检对根治术后5年生存率没有不良影响。其后，Berg等将该组1576例中的1412例，选择其年龄、肿瘤组织学类型及分化程度及病期相同者，按术前曾做或未做吸取活检者，配成370对，随诊15年，观察其治疗效果，发现曾做活检与未做活检两组中，生存和复发情况皆相似，这一资料说明针吸活检不助长癌瘤的播散。医生总结北京市肿瘤防治研究所乳癌根治术713例，按其是否针吸分成两组，进行对比分析，针吸者315例，未针吸者398例，两组病例在原发肿瘤大小，淋巴结转移及病理组织类型等几项重要的影响预后因素基本一致的条件下，比较其 5 年生存率和 2 年内死亡率，结果两组 5 年生存率分别为 79.5%和 72.7%，前者为针吸组，看来预后稍好，但无统计学意义，两年内死亡率分别为 7.9%和 10.8%，两者未见明显差异，根剧以上材料表明，针吸对患者预后无明显影响。

至于针吸是否会促使局部扩散，临床资料证明，由于确诊后短期内即施行根治术，不存在这一问题。Franzen 与 Zajdela 分别总结了 3476 例及 2772 例乳腺癌针吸活检的患者，未发现并发症和因针吸而引起的局部扩散，虽然如此，手术时还应将穿刺针道和标本一起切除。

癌细胞侵入血液，并不意味着癌转移，因为癌细胞的游走或在某处组织停留并生长繁殖，是一个极其复杂的过程，对癌瘤的任何刺激都可能使癌细胞进入血液。资料证明，在一般情况下仍有 50%左右的患者的血液中有癌细胞的存在。Cere 检查 191 例无转移的恶性肿瘤患者，其血液中发现癌细胞者占 22%。可以看出，血液中有一定数量的癌细胞存在，但并不意味着发生转移，血液中大部分癌细胞缺乏生活能力或被宿主所消灭。

现在已公认的，虽然针吸法必然造成损伤，但比其他的活检方法损伤要小，癌细胞移出更少些，危险性小得多。

（9）针吸活检的 ER 测定：ER 含量高的肿瘤对内分泌治疗的效果好，ER 含量的测定有助于内分泌治疗或化学药物治疗的选择。Silfversward 和 Huiula、Benyahia 等先后开展了这种方法，他们认为，这种方法快速、便宜，患者乐意接受。此种检查方法在国内尚未见报道，针吸活检 ER 测定的准确性如何？现在尚难得出结论，国内目前仍以切除后的标本测定 ER 为主。

（10）针吸活检的 DNA 分析：针吸活检的涂片可用来做 DNA 的定量分析以便估计其恶性程度，而不是为了诊断。他们做了 112 例患者的 DNA 分析，结果表明，肿瘤细胞的 DNA 含量与生存率之间有明显的联系，DNA 图形 Ⅰ 型或 Ⅱ 型（二倍体或多倍体类型）显示好的预后，Ⅲ型和Ⅳ型预后差，并认为这种分级的方法将对治疗的选择具有非常重要的意义。

2. 乳头溢液的细胞学检查　女性乳头溢液有时是最早甚至是唯一的症状，乳头溢液多见于大导管内乳头状瘤、囊性增生病、乳腺癌等患者，占全部乳头溢液的 75%。

采取标本的方法：绝经前比绝经后的妇女较易获得分泌物，因为在正常月经周期第 4 周由于卵巢黄体酮的作用，分泌物较多，易于检查，所以采取标本的时候应选择适当的日期，采取乳头分泌物时，需先用手轻轻查看乳腺有无可触及的肿块，然后洗净乳头，用食指指腹由患处寻乳腺导管方向，向乳头轻轻按摩乳腺，将所获得的分泌物直接放置在预先涂有甘油血清蛋白的玻璃片上，之后，涂片立即固定，如果分泌物多而又含有血液则收集在盐水中，按液体标本处理，集中细胞后再涂片，倘若用按摩得不到标本，可用吸乳器轻轻吸取，但应小心操作以免损伤乳腺。

乳头溢液细胞和乳腺其他部分所获得的细胞相同，常见乳头状瘤与乳头状癌细胞较难区别，主要在于裸核的结构，裸核是恶性者特有的征象，一般良性细胞是含细胞质的。

有学者报道诊断符合率较高（44.4%），Livos 报道诊断准确率可达 84%～96%，另有学者对此持不同的意见。此法简便易行，对患者无损伤，无痛苦，不论临床上诊断为恶性或良性病变，均应行溢液的涂片检查。

3. 乳头的脱落细胞学检查　乳头和乳晕湿疹样病变可行涂片或刮片检查，由于癌细胞之间黏着力低、易脱落的特点，本病脱落细胞学涂片的阳性率可达 72.7%，为早期诊断的依据。本病一般均合并腺管癌，学者报道此法检查10例，有7例获得阳性结果，2例可疑恶性，仅1例为阴性。其细胞学特点为细胞质丰富，红染，有角化倾向，核化点块状似鳞癌，有些腺癌细胞质常有大空泡将核推压到一边，但由于受到乳腺导管的限制，细胞排列紧密，常出现半月形细胞半包围另一细胞形成杯嵌现象。需注意的是，导管内良性肿瘤亦可有同样排列及空泡变，可以区别的是，良性肿瘤的核染色质较匀细，可助鉴别。

三、肿瘤标志物与生化检查

（1）癌胚抗原（CEA）：CEA并非特异性标志，多种癌瘤可分泌此物。据目前资料显示，乳腺癌患者术前检查，仅20%～30%血中CEA含量升高。晚期癌或转移癌仅50%～70%出现高值，但对早期乳腺癌则甚少见到升高，故无早期诊断价值。CEA虽特异性不强，但对术后随诊观察有参考意义。CEA滴度与疗效有平行的关系。滴度低预示疗效好，滴度高则表示体内有癌灶存在，预示复发或播散。

（2）降钙素：以往认为对甲状腺髓样癌特异，现已了解到乳腺癌患者38%～100%血浆降钙素含量上升。Coombes等报道乳腺癌发生转移后，81%表示含量上升，并发现在乳腺癌组织培养中释放降钙素，表现乳腺癌细胞可能有合成降钙素的作用。目前，认为晚期乳腺癌50%血中降钙素上升，而早期癌25%上升，对早期诊断参考价值不大。

（3）铁蛋白：铁蛋白为一种与铁结合的蛋白。血清铁蛋白一般反映体内铁的储存状态。乳腺癌及其他一些恶性肿瘤患者，血中含铁蛋白量升高。Tappin等报告有，50例乳腺癌，术前42%血中含量升高，临床I期者17%，Ⅱ期59%，Ⅲ期59%，术后25～75天降至正常。Marchus等报道乳腺癌术前41%上升，复发癌67%上升。

（4）单克隆抗体诊断：自1975年Kohler与Mistein首次报道杂交瘤技术以来，单克隆抗体研究已从实验室走向临床应用，目前已有多种肿瘤的单克隆抗体试用于癌瘤诊断，但大多数效果尚欠满意。Centocor生产的乳腺癌单克隆抗体CA15-3，对乳腺癌诊断符合率仅为57%，转移性乳腺癌为79%，而天津肿瘤医院用同一产品，其阳性率为33.3%，腋窝淋巴结转移患者阳性率为35.7%，晚期乳腺癌阳性率为100%，对早期癌参考意义不大，可谓是处于开始阶段，问题尚多，主要是尚未能找出肿瘤的特异性抗原。另外，尚有绒毛膜促性腺激素、胎盘催乳素、血浆铜蓝蛋白等，但不具有高度特异性、高度敏感性，都不能用于乳腺癌的早期诊断。

（5）血浆中cAMP与cGMP的水平检查：天津市肿瘤研究所1983年测定了正常人女性和乳腺癌患者血浆中cAMP、cGMP含量及其比值，乳腺癌患者血浆中cGMP较正常人组经统计学处理（$P<0.01$）有明显升高；cAMP较正常人组也明显降低。cAMP、cGMP值较正常人组明显变小，此研究在临床上究竟价值如何？是否可作为乳腺癌诊断的一项辅助指标尚有待于进一步的探讨。但是，目前国内很少开展此项工作。

四、乳管内视镜检查

乳管内视镜检查主要针对乳头溢液的患者，通过直接观察溢液乳管内的改变从而诊断乳头溢液的原因，指导临床进一步治疗。以往对于有乳头溢液的患者，多采取的是选择性乳管造影或者溢液涂片细胞学检查等手段来进行诊断，但往往准确性并不高，容易造成误诊或漏诊，从而导致未及时治疗或过度治疗。而乳管镜下不同的乳管内疾病往往有其特征性改变，而且于直视下能更加方便发现乳管内微小病变，再加上穿刺针活检和诊断性治疗等手段的联合应用，大大地提高了临床诊断的准确率，从而能更加有效地指导临床治疗。

各种不同乳管病变在乳管内视镜下的表现如下。

（1）正常乳管：正常乳管分支一般为2～3支，管腔无明显扩张，管壁光滑，有光泽，呈淡黄色或浅红色，管壁毛细血管清晰可见。

（2）单纯乳管扩张：单纯乳管扩张乳管分支一般增至3～4支，甚至更多。管腔扩张，分支处可见囊状扩张。管壁尚光滑，与正常乳管颜色相同，毛细血管清晰可见，但较正常乳管稍密。管腔内有时可见少许白色絮状分泌物。

（3）乳管炎症：乳管炎症常伴有乳腺导管扩张。管腔内可见大量炎性分泌物，大多为白色絮状，亦有呈黄色、片状或团块状者，有时尚可见白色“纤维性桥架结构”。炎性分泌物附着于管壁或充满管腔，使管壁失去弹性，粗糙无光泽。有时管壁还可见点片状出血斑。炎症明显者，可见管壁广泛充血，局部可见管腔狭窄或闭塞，镜下所见和乳管癌甚似。

（4）乳管内乳头状瘤：乳管内乳头状瘤多位于主乳管和1级、2级乳管分支内，可单发或多发，但以单发为多见。其形态多样，有球形、半球形或椭圆形者，亦有似草莓、桑椹或舌状的，颜色可呈淡红、暗红、黄色、红黄相间或红黄白相间。瘤体表面一般均光滑，有光泽，有时尚可见毛细血管行走于其上，若为血性溢液多可见瘤体表面有明显活动性出血或表面附着有少量凝血块。周围管壁仍光滑，有弹性。部分瘤体可见明显长蒂，因此可在管腔内小范围前后移动。

（5）乳管内乳头状瘤病：乳管内乳头状瘤病多位于3级和4级乳管分支或末梢乳管内，可于其内见多个小的半球状浅表隆起，多呈白色，亦有为淡黄色者，常可伴乳管末梢出血，亦有仅表现为末梢乳管口有血性分泌物自乳管末端流出者。

（6）乳管癌：乳管癌多位于主乳管和1级、2级乳管分支内，可见沿管壁环行分布或纵向伸展的不规则隆起，周围管壁僵硬，弹性差。肿瘤可呈灰白色或暗红色，一般无蒂，以宽大的基底与管壁相连。肿瘤表面、基底和其周围管壁粗糙，多可见自发性出血或较多陈旧性凝血块，病变处管腔一般可见明显狭窄。有时亦可未见明显隆起性病变，但管壁表面可见广泛出血，粗糙僵硬，管腔狭小，此亦为乳管癌的表现。

五、临床经验和探讨

乳腺疾病病史的采集对乳腺疾病做出正确的诊断是非常必要的，正确、系统而全面的体格检查同样是必不可少的，对乳腺疾病的诊断绝不能仅依靠现代化的检查手段，而忽略了最基本的诊断方法。

乳腺疾病的影像学检查手段目前首选的依然是超声检查，超声检查＋钼靶摄影依然是目前诊断乳腺癌的最有利武器，但需切记，任何影像学的检查只能对乳腺病变尤其是肿瘤性病变提供诊断的参考，确诊必须依靠病理学检查。

乳管内视镜的出现使我们准确地判定乳头溢液的病因成为可能。因此，凡是见到乳头溢液尤其是血性溢液的患者，乳管内视镜的检查应成为首选，这样才可以帮助我们有放矢地进行下一步的诊断和治疗。

第三章　乳腺肿块和乳头溢液的诊疗思维

第一节　乳腺肿块的鉴别诊断

乳腺肿块是乳腺疾病最常见的临床表现之一，70%的患者以乳腺肿块就诊。无论乳腺的发育异常、炎症、损伤、增生性疾病及良性、恶性肿瘤，大多均以乳腺肿块为临床表现。

一、诊断依据

乳腺肿块的定性诊断并非易事，要求准确无误。正确的诊断直接关系到治疗原则及患者的预后。欲确定其性质，必须结合病史、体格检查及必要的特殊检查。

（一）病史

根据外科临床所见，发育成熟的乳腺较易发生疾病，乳腺既往病史与某些疾病有关，而内分泌情况、经产情况、绝经史、哺乳史、家族史等对一些乳腺疾病有一定的影响。现简述如下。

（1）乳腺发育史：发育成熟的乳腺，乳腺呈半球形隆起，乳头显露则在青春发育期后，其大小形态因人而异，如过大或过小、两侧大小非常悬殊、乳头出现内陷等，应详细查明其原因。乳头内陷可引起婚后哺乳困难，致乳汁瘀积，可形成乳腺炎。

（2）内分泌情况：现已证明，女性乳腺的正常发育与内分泌有直接关系，内分泌紊乱可引起某些乳腺疾病。在病史询问中，女性患者的月经史则可直接反映内分泌情况，如雌激素水平减低，乳腺组织呈慢性囊性病变；若雌激素水平过高，则乳腺上皮增生活跃。目前有报道认为，生育后不哺乳及未婚未育或30岁以后妊娠妇女乳腺癌发病率较哺乳妇女、已婚、已育妇女为高。据美国研究报道乳腺癌最多见于45～59岁女性，发病上升曲线在绝经期暂停上升，以后又慢慢升高，直到80岁。

（3）既往史：应包括乳腺及其他疾病史。比如既往有过乳腺囊性增生病的患者，病变区近来明显增大、变硬或腋窝有肿大的淋巴结，应高度警惕有无恶性变的可能。曾经有过哺乳史的乳腺出现囊性肿块，应考虑有积乳性囊肿的可能。比如中年男性发生乳头、乳晕深部肿块，应仔细询问患者既往有无肝病史及甲状腺功能亢进史，并要了解发病前是否用过大量雌激素。

（4）家族史：流行病学研究发现，妇女的直系亲属有乳腺癌病史者，其乳腺癌发病率比正常人高15倍，且其第二代患乳腺癌的平均年龄较一般人早10年，故中年以上患有乳腺肿块时应询问其家族中有无乳腺癌病史的患者。

（二）症状

（1）乳腺疼痛：乳腺良性肿块中，一般无痛感，只在急性乳腺炎、急性乳腺脓肿时有明显的乳腺疼痛。与月经周期有关的乳腺钝痛、胀痛或刺痛（月经来潮前疼痛加重，月经过后减轻），应考虑为乳腺痛症或乳腺囊性增生病。

在恶性肿块患者中，肿块伴有疼痛作为第一症状就诊者仅占11%，但亦有文献报道1/3患者病变部位有不同程度的疼痛。比如在绝经后患者出现乳腺疼痛时应认真对待，仔细检查乳腺，以免漏诊。应指出特别是炎性乳腺癌时，表现为乳腺红、肿、热、痛与急性乳腺炎的症状相似，极易误诊。应注意的是急性乳腺炎的乳腺红肿情况较前者局限，而全身反应及局部疼痛、压痛更为明显。

（2）乳腺肿块：大多数乳腺肿块患者，病史结合查体可基本明确诊断，少数患者应结合其他检查。对乳腺肿块患者应注意以下几点：①肿块发生时间：多数患者不能说出发病时间，多于无意中或体检时发现，一般良性肿块生长缓慢，如乳房纤维腺瘤。但有报道高龄、高分化乳腺癌患者就诊时发病在1年以上者占门诊患者的30%。②肿块的生长速度：良性肿块生长慢，但妊娠、哺乳期可稍增大，如乳腺肿块在数周内突然增大，甚至占据整个乳腺，则应考虑到叶状囊肉瘤的可能。③肿块的界限及硬度：一般良性肿块边界清楚，如积乳囊肿、乳房纤维腺瘤。而乳腺囊性增生病则边界不清，有些乳腺癌边界也不十分清楚。囊性感肿块多为积乳囊肿或慢性乳腺脓肿，但应注意：如遇囊性肿块增生迅速，肿块巨大和腋窝淋巴结肿大不一致时，应想到乳腺原发性鳞状细胞癌的可能。质地较硬的肿块，则多考虑乳腺癌或早期乳腺结核。④肿块数目：无论良性、恶性肿块，多为单发，但乳房纤维腺瘤可多发；片状腺体增厚有多数结节时则为乳腺囊性增生病。⑤肿块活动度：在炎性肿块与乳腺癌时常与皮肤及周围组织粘连，活动度小；良性肿块，可活动度大。⑥肿块触痛：一般良性肿块无触痛，而急、慢性炎性肿块、特异性感染及乳腺囊性增生病有不同程度的触痛。乳腺癌肿块触痛可有可无。

（3）乳腺皮肤及乳头的变化：炎症性乳腺肿块，皮肤发红、发热，触痛明显及凹陷性水肿，此时应注意，在炎性乳腺癌时，乳腺皮肤也有红热等急性炎性表现，只是前者较为局限，而后者病情发展较快，应与炎症仔细鉴别。结核性乳腺肿块，常在皮肤处有瘘管形成。乳腺癌处皮肤多有局部水肿或橘皮样变。

乳头凹陷在未婚妇女多见，如已婚妇女，原来乳头正常，而后来出现了凹陷或退缩，是乳腺癌的症状之一。无论哺乳期或非哺乳期妇女，乳头及乳晕皮肤出现湿疹样病变，或乳头糜烂经久不愈或虽经对症治疗，病变仍反复发作，甚至乳头因病变而变小变扁，应考虑乳头乳晕湿疹样癌（Paget病）。比如，乳腺皮肤有静脉怒张又伴有肿块时，多为肉瘤所致。

（4）乳头溢液或溢血：以乳头溢液或溢血而就诊的患者，应考虑有乳腺病变，需仔细检查。溢液为棕黄色，特别是双侧者，多为乳腺囊性增生病、导管扩张症。乳头溢血患者，则是导管内乳头状瘤的常见症状，如是老年绝经后患者出现此症状，则应高度警惕乳腺癌的可能。

（5）上肢水肿及腋窝淋巴结肿大：一侧上肢无原因的水肿，同时腋窝淋巴结触及肿大，应注意同侧乳腺有无癌肿。此时多数乳腺癌肿块能清楚摸到。急性乳腺炎症性肿块患者，腋窝出现痛性肿大淋巴结时，有触痛，但可以随着治疗乳腺炎症性肿块缩小而好转。

（6）拒吮征：乳腺癌患者在婴儿哺乳时，有婴儿拒绝吸吮乳汁的报道，过后该侧发现乳腺癌，但其机制不清楚，有待进一步探讨。

（三）乳腺肿块的体格检查

（1）视诊：患者端坐，裸露胸部，双上肢自然下垂，继而使患者双上肢抬起抱头，同时仔细观察。①外形：两侧乳房是否对称，有无肿大、缩小，整个乳房有无挛缩。乳腺癌或脂肪坏死时可能出现局限性隆起或局部凹陷。②皮肤改变：乳腺皮肤发红时，可能为炎症或炎性乳腺癌；有静脉怒张时多见于乳腺肉瘤或良性分叶状囊肉瘤；局限性橘皮样变时常为乳腺癌。皮肤破溃常见于乳腺脓肿、乳腺结核及乳腺癌晚期，此类晚期患者溃疡形状不规则、基底灰白、有恶臭、分泌物不多。乳腺癌侵犯皮肤时可出现局部凹陷。③乳头情况：观察双侧乳头是否在同一水平，乳头有无溢血、溢液。双乳头凹陷的未婚妇女多为发育不良。对原无乳头凹陷，后发现一侧凹陷、退缩或乳头方向改变，应考虑到乳腺癌的可能。对乳头糜烂或乳头、乳晕有湿疹样变者，则应高度怀疑乳头乳晕湿疹样癌病的可能。④其他：两侧锁骨上下是否对称，有无局限性隆起，腋窝处有无肿块隆起，如有异常多为乳腺癌晚期的转移征象。有一侧上肢的水肿，应考虑为腋窝淋巴结转移侵犯淋巴管所致。同时，也应注意患者双上肢抬举、放下时乳腺的活动情况。

（2）触诊：①肿块大小、数目：肿块的大小不能决定其性质。多发性结节常为乳腺囊性增生病，乳腺癌则很少多发。②形态、边界、质地及触痛：肿物圆形或椭圆形，表面光滑，边界清楚常为乳房纤维腺瘤、积乳囊肿肿物。早期乳腺癌亦可能如此。但晚期则肿块多不规则，表面不光滑，而扁平、边界不清伴有多发结节的肿块常为慢性囊性增生病。纤维腺瘤多质韧，单纯癌质硬，而髓样癌质地较软，慢性积乳囊肿质较硬，可有弹性感。触痛肿块，常为慢性炎症、乳腺脂肪坏死或慢性囊性增生病。乳腺癌则多为无痛性肿块。③活动度：良性肿块，如纤维腺瘤活动度大，乳腺囊性增生病则活动度较小。早期的乳腺癌虽有一定的活动度，但随着病情进展，活动渐受限。如果乳腺肿块较小，但发现与皮肤粘连时应高度怀疑乳腺癌的可能。④乳头检查：触诊乳头乳晕部，挤捏乳头深面的大乳管，了解有无乳头溢血、溢液，同时注意两侧大乳管束是否有增粗，如有一侧增粗，有溢血或溢液首先应想到乳管内乳头状瘤。⑤腋窝及锁骨上、下淋巴结：注意由于肿大淋巴结，大小及硬度，是否有触痛，有无融合或与深部组织及皮肤固定。

（四）特殊检查

最常见的检查手段是超声检查及钼靶摄影检查，还包括 CT 检查、MRI 检查、放射性核素显像、热图检查、冷光照射检查等，但最终确诊仍然依靠病理学检查。

二、鉴别诊断

现将乳腺肿块的鉴别诊断要点分述如下。

（一）良性乳腺肿块疾病的鉴别诊断

1．炎症性乳腺肿块

（1）新生儿乳腺炎：本病男女均可发生，在婴儿出生不久、脐带脱落后，乳腺部位变硬稍肿，乳头有乳汁样溢液。此系生理性肿大，经数周后可自愈，少数发生感染或形成脓肿。一般诊断不难。

（2）青春期乳腺炎：男女在性成熟期，因内分泌或轻度外伤，有时可发生乳腺轻度肿大，为双侧乳腺弥漫性肿大，触不到的肿块，仅有乳腺部位疼痛及触痛。

（3）急性乳腺炎及乳腺脓肿：多见于初产哺乳期妇女。系在乳汁瘀积基础上有不慎挤压或乳头皮肤裂伤引起。病初即有全身中毒症状，最初肿块不清，仅为乳腺某处局限性变硬、边界不清，触痛，皮肤发热。当有脓肿形成时，能触到有波动感之肿块。乳腺深部形成脓肿时，仅有局部触痛及指凹性水肿，全身中毒反应明显。行穿刺有脓液抽出。

（4）乳腺结核：此病可原发于乳腺或为全身其他部位结核的继发病变。多见于 20～40 岁、已婚及哺乳过的妇女。病初不被注意，以后乳腺内出现肿块，多单发亦可多发。病程发展缓慢，可数月甚至达 10 年之久。一般肿块直径＞3cm，边界不清，肿块逐渐增大，与皮肤粘连，皮肤稍肿，但无红热现象及全身中毒症状。可有轻度触痛。病变累及乳管时，可经乳头排出结核样脓液。此后肿块逐渐变软，形成寒性脓肿，如破溃，则形成结核性溃疡或瘘管，经久不愈。全身可有结核症状，腋窝淋巴结可肿大。

（5）乳痛症：又称单纯性乳腺上皮增生症或乳腺组织增生症。好发于未婚、婚后未育及育后未哺乳者，多见于30～40岁。以间歇性乳腺刺痛或钝痛为主要症状。可有局限性或弥漫性肩、颈及上臂疼痛。月经来潮时症状加重，月经过后疼痛减轻或消失。查体多见乳腺较小，痛处乳腺组织增厚，质稍韧，边界不清，有颗粒状结节，但不能触到具体肿块。主要病理表现为小乳管及腺泡上皮增生及脱落，乳管扩张，乳管及腺泡周围纤维组织增生。本病可数年后自愈，或婚后、妊娠后疼痛自行消失。

（6）乳腺积乳囊肿：常于断奶后乳腺内出现肿块，无明显疼痛，多位于乳腺外周部分。肿块圆形、表面光滑、有弹性，如积乳较多或形成乳汁凝块时，则肿块变硬。肿块与皮肤无粘连、活动。穿刺时可抽出乳汁或乳酪，继发感染可形成乳腺脓肿。

（7）乳腺脂肪坏死：多见于中年以上或哺乳期乳腺较丰满的妇女。有外伤史，但患者有时记不清，极轻微的挫伤也可引起乳腺皮下脂肪坏死或出血。开始局部有瘀斑，数周或数月后可有浅表肿块形成，一般3～4cm大小，较硬。以后肿块纤维化，与皮肤粘连形成皮肤凹陷。可有局部形成囊肿样物，有波动感及触痛。穿刺有陈旧血性物。本病应注意与乳腺癌及脓肿鉴别。

2．增生性乳腺肿块

（1）乳房纤维腺瘤：常见于青年妇女，多单发，亦有多发或先后多个发生，1～4cm直径的多见，亦可呈巨大型。肿块表面光滑，边界清楚，活动度大，与皮肤无粘连。多呈卵圆形，无痛，生长缓慢。无腋窝淋巴结肿大。如腋窝淋巴结迅速长大，应考虑有恶性变的可能，其恶性变多为肉瘤变。

（2）乳腺囊性增生病：又称慢性囊性乳腺病、慢性囊性乳腺炎。多见于30～50岁的妇女，患者常以发现乳腺有小肿块或疼痛而就诊。偶有乳头溢液（浆液性或浆液血性），部分患者可有月经前乳腺疼痛，经后消失。查体可发现一侧或双侧乳腺有大小不一、形状不同的片状结节，质稍韧。结节边界不清，与皮肤及周围组织无粘连。偶有乳头棕黄色溢液。病理表现：有腺管及腺泡扩张所致的小囊形成，其囊壁上皮细胞增生，可形成乳头状，易形成囊内出血。囊周结缔组织增生。随着病程的延长，有一定的恶性变率。

（3）乳管内、囊内乳头状瘤：发病年龄在40～50岁的妇女，以乳头血性溢液为主要症状。一般不能触及，偶尔在乳头基底部或乳晕处可触及小肿块，质软，不与皮肤粘连，挤捏时乳头有血性溢液。本病可癌变或为乳头状癌的前身。病理学检查所见为乳头处扩张的乳管内或与乳管相通的囊内乳头状瘤，可单发或多发，瘤体小，仅数毫米，＞1cm者甚少，为带蒂的绒毛状。

（4）分叶状囊肉瘤：又称分叶状腺纤维瘤、巨大纤维瘤。为良性病变。多发于40～50岁的妇女。查体呈球形肿块，表面可呈分叶或结节，生长快，一般来就诊时即达拳头大小、甚至可占据整个乳腺，边界清楚，质地中等硬，可有囊性感，不与皮肤及周围组织粘连，有一定活动度，可见皮肤浅表静脉怒张，无腋窝淋巴结肿大。

3．先天性畸形及后天获得性乳腺肥大

（1）多乳腺症：又称副乳腺。本病发生于乳腺尾端或近腋窝处，易与乳腺肿块相混淆。女性多见，常为对称性。在查体时，为乳腺尾端或腋窝处的软性肿块，其中央部有色素加深，或有毛发，亦可有乳头。在妊娠或经期时，该处胀痛。副乳亦可发生良、恶性肿瘤。

（2）原发性男性乳腺肥大：多发于青春期，初为乳腺轻度肥大，1～2年后自行消失。其中部分患者乳晕下存在直径2cm左右的肿块，扁平，触痛，可一侧或双侧先后发病。有时可发育成类似女性的乳腺。病理特点为无腺小叶而仅有乳管增生及增生的纤维组织。

（3）继发性男性乳腺肥大：又称成年男性乳腺发育症。多发于中年以上或老年，可单侧或双侧发病，症状与原发性乳腺肥大相似，乳腺区有圆形 2～3cm 扁形肿块，质硬，有触痛，乳腺可发育成类似女性乳腺，在原发病治疗后，乳腺可逐渐恢复正常。本病与男性乳腺癌的不同点为：①可找到病因。如肝脏病、肾上腺疾病、垂体病变、长期服用雌激素、雄激素（可在体内转变为雌激素）、异烟肼、氯丙嗪及利舍平等药物、真假两性畸形、甲状腺功能亢进、营养不良等。②发病慢。③肿块与皮肤无粘连，无腋窝淋巴结转移。病理特点为乳管增生、扩张、结缔组织增生、很少有腺泡及小叶形成。

（4）女性乳腺肥大症：分为成人型和儿童型两类，以前者多见。①成人型乳腺肥大症：多见于青春少女或成年妇女，可单侧或双侧发病。肥大程度可低垂至腰部，有学者报道曾见过将肥大乳腺放于肩部的病例。本病不影响生育，无月经过多或性早熟。病理学检查同正常乳腺组织，可有腺上皮增生和结缔组织及脂肪增多。恶性病变率为1%～2%，应与乳腺叶状囊肉瘤相鉴别。②儿童型乳腺肥大症：又称症候性乳腺肥大或早熟性乳腺肥大症。本病为继发性性早熟症的症状之一。多发于8～9岁或更小，患儿体格发育快而高大，外生殖器发育早且肥大，有阴毛、腋毛出现。查体有双侧乳腺肥大、卵巢肿大。另有一种为无原因及内分泌异常现象，视为原发性乳腺肥大症，患儿于8～12岁时先为一侧或双侧乳腺肥大，乳腺内有5cm左右的扁平肿块，有疼痛感，可有乳腺较早发育成熟，但月经及第二性征正常，故应视为乳腺的过早发育。本病无乳腺过度肥大。

（二）癌性乳腺肿块的鉴别诊断

（1）乳腺癌：本病为我国女性恶性肿瘤的第二位，女性发病年龄为40岁以后，40～59岁的患者占全部乳腺癌患者的75%。男性发病率为1%～2%，发病年龄较女性晚6～13年。

（2）乳腺肉瘤：本病少见，分为淋巴肉瘤、纤维肉瘤、腺纤维肉瘤、脂肪肉瘤、平滑肌肉瘤、横纹肌肉瘤、骨肉瘤、血管及淋巴管恶性内皮瘤。本病发病年龄＞40岁，病程长短不一，短至几周长至数十年，可在短期内突然生长加快，为单发无痛性肿块，双侧者常见。肿块巨大，直径多＞5cm、甚至＞30cm。位于乳腺中央，界限清楚，一般与胸肌、皮肤无粘连，但皮肤紧张、发亮、可微红，伴有静脉怒张。罕见乳头有内陷及橘皮征。

（三）其他乳腺肿块的鉴别诊断

其他乳腺肿块如乳腺钩虫性结节、乳腺肺吸虫性结节及其他良性肿块（脂肪瘤、纤维腺瘤），一般结合病史及临床表现诊断均无困难。

三、乳腺肿块诊断的思维程序

诊断乳腺肿块的思路是怎样的？乳腺肿块诊断的思维程序又是如何？乳腺肿块诊断的思维程序，应该依次思考和解决一系列的问题。

第一需要思考和解决的问题是：患者主诉的乳腺“肿块”确实存在吗？很多患者都是因为

“乳腺发现肿块”来门诊就医，但根据经验，其中80%的患者经过仔细检查后实际上并不存在乳腺肿块，而只是普通的“乳腺增生”而已，可是患者往往将增生的乳腺组织误认为是“乳腺肿块”而惶惶不安。

第二个需要思考的问题是：乳腺肿块是哪类疾病？是肿瘤类还是增生性疾病？或者是炎症还是先天畸形？

第三个问题是：乳腺肿块如果是肿瘤，是良性还是恶性？乳腺肿块如果怀疑是良性，那么我们需要考虑下一个问题。

第四个问题是：乳腺肿块需要什么检查进一步确诊，是否需要手术治疗？乳腺肿块如果怀疑是恶性，那么我们需要考虑下一个问题。

第五个问题是：乳腺肿块需要什么检查进一步确诊，选择何种方式进行病理确诊？选择何种治疗方式？

总之，每一个临床医师当接诊一个乳腺肿块的患者，应该要思考并根据病史、体格检查、特殊检查来回答以上问题，从而做出明确的诊断。

当然，临床诊断有时甚为困难，最终只能依靠病理学检查后方能确诊。

第二节　乳头溢液的鉴别诊断

乳头溢液有生理性和病理性两种。妊娠和哺乳期的分泌乳现象、口服避孕药或镇静药引起的双侧乳头溢液，以及绝经期前后妇女单侧或双侧少量溢液均属正常生理现象。一侧或双侧来自一个或多个导管口的自然溢液，间断性、持续数月甚至数年者，多是病理性乳头溢液。

一、发病率

在非哺乳期间，发生乳头溢液多属病理性，这种乳头异常分泌占各种乳腺疾患的5%～8%，Leis报道乳腺良性疾病中乳头溢液的发生率为9.1%，Urban报道为15%，有报道为10.1%，但是在乳腺癌乳头溢液发生率的报道差别较大，Holleb的复习文献为3%～47%。

二、病因

乳头溢液可由乳腺导管本身病变、乳腺恶性肿瘤、乳腺良性病变和乳腺炎病变引起。首先最常见的病因是乳腺囊性增生病及乳腺导管扩张症，占半数病例，其次是导管内乳头状瘤，血性溢液中15%的病例为恶性病变。

三、诊断和鉴别诊断

（一）临床症状

（1）溢液的性质：一般认为血性溢液15%～20%有癌的可能性，浆液、乳汁样或水样者良性病变可能性大。

（2）有无肿块：有分泌物而无肿块常属良性，若伴有肿块应考虑癌肿的可能。

（3）年龄：50岁以上癌的可能性大，而良性病变则多发生于40岁以下。

（4）是否服药：了解是否在服用雌激素、氯丙嗪及避孕药等。药源性乳头溢液为双侧多导管性，呈清亮浆液或乳汁样分泌物，月经前期症状加重，停药后可自愈。此外，绝经后妇女治疗性雌激素用药也可引起乳头异常分泌，但需注意和癌肿鉴别。

（二）特殊检查

除病史询问及体格检查外，常规需要进行乳管内视镜检查，若无法进行该项检查，必要时可做乳头溢液涂片细胞学检查、乳腺导管造影或乳腺钼靶 X 线摄影。

四、常见乳头溢液疾病的诊断与处理原则

（一）导管内乳头状瘤

导管内乳头状瘤病灶多位于乳晕部较大的输乳管内，为乳头状新生物构成，外形似小杨梅，有蒂与受累、扩张的导管壁相连。本病好发于 30～40 岁妇女，同乳腺癌发病率相比，并不多见，仅为乳腺癌的 1/15，主要临床表现为以下两个方面。

（1）乳头间歇性自然排除陈旧性血水，少数为棕黄色或黄色浆液，这是因为瘤体表层细胞脱落的缘故。少数患者病灶位于乳腺周边的小乳管或腺泡，溢血则少见。

（2）乳内肿块：有 1/3 病例于乳晕区触及 0.5～1.0cm 的软结节，积血挤出后结节可消失。治疗多行乳头状瘤和受累导管切除术。关键在于术前定位，可用右手食指尖，沿乳晕区环绕乳头，顺时针方向逐点按压，将溢液点作为导管开口，插入金属细探针。在局部麻醉下行放射状或乳晕外周半圆形切口显露扩张导管（常呈浅蓝色），并解剖至乳头根部，予以完整切除，也可采用自导管内注入亚甲蓝 2～3mL，可帮助手术时了解病变部位及范围。如果乳晕区有结节或肿物，应做乳管腺叶切除，即肿块附加周围边缘少许正常乳腺组织一并切除之。若病理报告为乳管内癌，随即行根治性手术。

（二）导管内乳头状癌

导管内乳头状癌为乳腺癌少见的一种类型，仅占乳腺癌病例的 3%。由于本病恶性程度低，生长缓慢，故就诊时病程常已长达 1 年以上，发病年龄常＞50 岁。首发症状多为乳内肿块，常较大，直径可达 5～8mm，境界清，活动度好，如病灶发生在较大输乳管时，乳晕区可能触及绿豆大小的硬结节，首发症状则为乳头溢血。与导管内乳头状瘤区别点有以下两个。

（1）单纯溢血而无肿块，癌可能性小些，但应做活检证实。

（2）结节硬，年龄＞50 岁，应怀疑是癌而进行必要的辅助检查。本病治疗可做单纯乳腺切除附加腋窝淋巴结清扫术。

（三）乳腺导管扩张症

乳腺导管扩张症为引起乳头溢液最常见的病因，多为浆液性或水样溢液，受累的导管可达 3～5 支，不同于乳头状瘤的单导管病变。有部分患者合并有乳管炎的改变，严重时可有血样溢液，与乳管内癌常难以鉴别。该病一般不需要手术治疗，如合并有乳管炎症可考虑行乳管灌洗治疗，经久不愈合并有血性溢液者应考虑有癌变可能性，需及时行手术活检明确诊断。

（四）乳腺囊性增生病

乳腺囊性增生病好发于 30～50 岁妇女。据文献报道若将无症状患者计入，则有 50%的妇女都有程度不同的乳腺囊性增生病。典型表现是单侧或双侧乳腺有界限不甚清楚的条索状物或片状增厚组织，表面有结节或颗粒感，质韧，可由轻压痛。少数患者自觉隐痛或不适感。肿物大小和痛感可在月经结束即缓解。发生乳头溢血、溢液少见，可能是囊内外伤性出血或有乳头状瘤伴存。

不少人相信本病有癌变可能，但在临床实践中确很少见。据文献统计，癌变率为 1%。治疗原则是对于肿块明显者，定期随访。肿块质硬、年龄较大、有乳头溢血且不能除外癌肿者行肿块或区域性切除和病理检查。

（五）乳腺癌伴有乳头溢液

乳腺癌伴有乳头溢液常有以下特点。

（1）血性溢液居多。

（2）常伴有明显的肿块，肿块多位于乳晕区以外，且多＞2cm。大导管乳头状瘤则有半数未能扪及肿块，肿块大多＜2cm 且在乳晕区内。

（3）年龄高，45 岁以上者应注意。

（4）多为单侧单导管溢液，双侧多个导管溢液，良性病变可能性大。

五、乳头溢液诊疗的思维程序

对于前来就诊的乳头溢液的患者，首先我们要详细了解其起病情况及溢液的性状，其次再进行详细的体格检查，进一步明确乳头溢液是否确实存在，乳头溢液的性状，乳头溢液量的多少，溢液乳管的大概位置，是否合并有乳腺肿块等情况。

对于任何有乳头溢液的患者，我们认为乳管内视镜的检查都是必需的，尤其是乳头溢血的患者。根据乳头溢液的性状，具体结合乳管镜的检查结果，我们通常的诊疗程序如下。

（1）乳汁样、浆液性及水样溢液的患者，如果乳管镜未发现乳管内有明显隆起性或占位性病变，不需手术治疗，密切观察即可。

（2）血性溢液的患者，如果乳管镜未发现乳管内有明显隆起性或占位性病变，可暂不予特殊处理，但应交代患者需定期复查，若血性溢液经久不愈或有明显增多趋势，可考虑手术治疗。

（3）不论何种溢液，若乳管镜发现有乳管内隆起型或占位性病变，一律建议患者手术治疗。

（4）乳头溢液伴有肿块者，尤其是乳晕旁肿块且挤压肿块可见液体溢出者，无论乳管镜下是否有阳性发现，一律建议患者手术治疗。

对于没有条件开展乳管镜检查的医疗单位，可以根据具体情况给患者进行溢液涂片细胞学检查、乳管造影或乳腺钼靶摄影等检查，对于血性溢液、年龄＞45 岁的患者，即使无肿块触及，溢液细胞学检查和乳腺 X 线摄片无阳性发现，建议也应手术切除以明确诊断。对双侧多导管乳头溢液，良性病变可能性大，可密切随访观察。

临床经验和探讨：乳腺肿块的检查方法尽管很多，但关键还是需要依靠病理组织学活检确诊。对于明确有乳腺肿瘤的患者，我们应遵循“逢瘤必检”的原则，积极手术活检，绝不能遗漏乳腺癌的诊断。

乳头溢液目前最直观和准确的检查就是乳管内视镜，原则上应该要求对每一个乳头溢液的患者至少进行一次乳管镜检，以排除肿瘤性病变的可能。在治疗上为了不盲目扩大手术指征，也尽量不遗漏任何一个可疑病变，结合临床症状和乳管镜检查是一个明智的选择。

第四章　乳腺良性肿瘤

第一节　乳房纤维腺瘤

乳房纤维腺瘤是最常见的乳房良性肿瘤，占乳房肿瘤的 50%左右。早在 19 世纪中叶，该瘤即被认识，并确定为良性肿瘤。Paget 指出：乳房上皮细胞在该瘤的发生中占重要地位。Virchaw 将该瘤命名为腺纤维瘤或纤维腺瘤，并指出乳房纤维组织在该瘤的发生中也占据重要地位。Cheatle 对该瘤的组织结构进行了更为深入细致的研究，根据增生的导管和纤维组织将该瘤分为管内型和管周型 2 种。中医学中，乳房纤维腺瘤属于“乳癖”的范畴，并对其进行了精辟的阐述：如“有乳中结核，形如丸卵，不疼痛，不发寒热，肤色不变，其色随喜怒而消长，此名乳癖”。该瘤实质上属于乳房间质组织与腺上皮的混合瘤，因此有些学者主张称其为纤维上皮混合瘤或腺纤维瘤，其实这只是乳房纤维与腺上皮增生程度的不同，并没有形态学上的差异。如果肿瘤以腺管增生为主，纤维组织较少时称“纤维腺瘤”；如果增生的腺管数量较少，纤维组织在肿瘤中占主要成分，称“腺纤维瘤”；如瘤组织由大量的小腺管和少量纤维组织构成，称“腺瘤”。在这 3 种情况下，临床治疗和预后方面没有本质的区别。

本病极少恶性变为纤维肉瘤，变为癌者则更少见。

一、病因

本病的发生原因目前尚不十分清楚，一般认为与雌激素的刺激有密切关系。根据“种子土壤学说”，某一区域的乳房组织腺上皮细胞或纤维细胞对雌激素的异常敏感而发生过度增生即形成肿瘤，其主要依据有几种。

（1）该瘤好发于性功能旺盛时期。

（2）妊娠时期乳房纤维腺瘤的生长速度迅速增加。

（3）有动物实验证实，注射雌激素可诱发动物该瘤的发生。

二、病理

1．肉眼所见　肿瘤通常有完整的纤维性包膜，少数尚属早期的腺纤维瘤包膜不完整或不清楚。肿瘤多呈球形或分叶状，与周围组织分界清楚，直径多在 3cm 以内，质地较韧而富有弹性。肿瘤包膜为质硬的纤维膜，肿瘤实质韧，切面呈瘤实质，边缘外翻状，并且呈不同的形态，当乳房腺上皮较多时呈棕红色，质地软，有黏液感，可见小颗粒状轻微隆起；纤维成分较多者呈灰白色，半透明，质地硬韧；当间质出现黏液变或水肿时，可见切面带有光泽、黏滑、质较脆，瘤间可出现大小不等的裂隙。病程长者病理可见纤维成分增多，切面呈编织状或玻璃样变性、钙化或骨化，乳房囊性增生性纤维瘤切面上可见小囊。

2．镜下所见　本病的特点是腺上皮和结缔组织均有不同程度的增生，根据增生的比例不同可分为腺瘤、腺纤维瘤、纤维腺瘤 3 种基本类型。根据腺上皮组织和纤维组织结构的相互关系可分为管内型（又称管型腺纤维瘤）和管周型（又称乳管及腺泡周围型腺瘤纤维瘤）。这只是人为的分型，其实它们之间并没有绝对的界限，生物学特点也无本质的差别，往往可以在同一肿瘤中存在着 2 种类型。

（1）腺瘤：是由大量的小腺管上皮细胞和少量纤维组织构成的腺瘤样结构，多数有完整的包膜。在妊娠期、哺乳期腺管上皮腺胞可呈现分泌现象，形成腺泡，腺泡内可见染色的乳汁，此期肿瘤可迅速增大。

（2）腺纤维瘤或纤维腺瘤：是指肿瘤组织内腺管增生不明显，而是纤维组织构成瘤体的主要成分；纤维腺瘤是指瘤体以增生的腺管上皮细胞（包括肌上皮，立方上皮或柱状上皮）为主，纤维结构组织较少。其病理学上又分为 2 种类型：①管内型腺纤维瘤：特点为间质增生的纤维组织挤压一个或多个乳管系统，使其变长、弯曲或变形，多呈狭长分支裂隙，横切面上可见增生的纤维组织好似在管内生长，故命名为管内型腺纤维瘤。但是，实际上纤维组织仍在管外。较大的腔隙内，存在上皮包围或伸入间质的乳头结构，腺上皮虽然仍为双层，但往往因受挤压而萎缩，变为扁平而紧密靠拢呈两排密贴状，甚至完全消失。时间较长的肿瘤，纤维组织可以变得致密，发生胶原变或玻璃样变，甚至可以发生钙化或骨化。此类型有恶性变倾向，有报道在 1%以下，应引起注意。②管周型腺纤维瘤：主要由腺管和腺泡及腺管弹力纤维层外的纤维组织构成，腺体成分较多，增生的腺体大小、形态不一，可呈圆形、腺管形，部分腺管较细长，可伴有弯曲或分支。腺体由两层细胞构成，外层为细胞质透明的肌上皮，内层为单层立方或柱状上皮构成。增生的纤维组织围绕在腺管周围，大多较疏松而纤细，伴有黏液变性或较致密的纤维组织，部分可伴有胶原化及玻璃样变性或钙化等改变。

三、病程

从 4 天到 23 年。有 2/3 的患者在 2 年以内就诊，多在无意中发现而就诊。初发现时常为 1～2cm 大小，在最初半年生长较迅速，大多数直径生长到 2～3cm 后，则生长变缓或停止生长。少数在月经期间肿块稍增大，月经期后再度缩小。如果近期内肿块生长突然增大加速，直径超过 6cm 时，应考虑恶性病变的可能。

四、临床表现

本病占青年妇女乳房良性肿瘤的第 1 位，高于乳腺恶性肿瘤的几倍到十几倍。本病发病率高，尤其在青年妇女重占乳房疾病的首位。男性患本病者罕见。

（1）发病年龄：该病发病年龄在 18～40 岁，60%以上的患者是 30 岁以下的女性，其中 20～25 岁最多见。

（2）病史：患者多无明显的自觉症状，仅有 14%的患者在月经期出现乳房钝痛、胀痛或隐痛，多数在游泳、洗澡时自己触及无痛性肿块，部分是由家长或乳房疾病普查时发现。

（3）体征：肿瘤可发生在乳房的任何部位，但以外上象限最多见，占该瘤的 3/4。肿瘤多为单侧乳房单发病变，但一侧乳房多发肿瘤并不少见，占 16.5%。亦可见双侧乳房同时或先后单发肿瘤，双侧乳房或先后多发肿瘤或一侧单发、一侧多发的患者。瘤体多呈圆形或椭圆形，边界清楚，表面光滑，无触痛，有的可呈分叶状，质地韧但活动度良好，无皮肤水肿及乳头内陷。肿瘤直径多为 1~3cm，小者需在乳房的连续切片中才能发现，大者直径可>10cm。月经周期对乳房纤维腺瘤的影响不大，但少数患者在月经周期出现不同程度的胀痛、隐痛、钝痛。

临床上将乳房纤维腺瘤分为 3 种类型：①青春期纤维瘤：发生于女性月经初潮前的乳房纤维腺瘤。本型较少见，其特点为生长速度较快，瘤体大，一般＞5cm，皆为青春期小乳房，因此可见肿瘤占据整个乳房，而使乳房皮肤高度紧张，发亮，有时发红，也可见表皮静脉曲张。②普通型：是最为常见的一种类型，瘤体直径多＜3cm。③巨大纤维腺瘤：发病年龄多为青春期和绝经期女性，肿瘤生长迅速，在短期内可生长成较大的肿块，略有疼痛，多数瘤体在 5～7cm，有报道直径＞20cm 者多与妊娠及哺乳有关。

五、诊断

本病患者多数为青年女性，其发病高峰年龄在 20～25 岁，一般为外上象限的单发结节，但仍有 16.5%的患者为多发性，也可双侧乳房先后或同时发生。对 25 岁以下未婚或未孕者，触诊时发现乳房肿块呈圆形或椭圆形，质地坚实、表面光滑、边界清楚、活动良好，无压痛及乳头分泌物，腋窝淋巴结无肿大，基本可以肯定诊断。对于触诊发现肿瘤边界不清，或伴有腋窝淋巴结肿大者，应选择以下一项或几项检查。

（1）乳房 X 线摄片检查：乳房纤维腺瘤 X 线平片上表现为圆形或椭圆形阴影，密度均匀，边缘光整锐利。多发性纤维腺瘤表现为均匀一致、中等密度的阴影，大小不等。较大的瘤体肿块边缘可呈分叶状，但瘤体光整，界限清晰。肿块周围脂肪组织被挤压后可出现一薄层的透亮晕。部分组织可发生变性、钙化或骨化，但钙化极少见，多发于瘤体内，形状为片状、粗颗粒状，轮廓不规则，应与乳腺癌钙化相区别。乳腺癌钙化多呈线状、短棒状或蚯蚓状。青春型纤维腺瘤 X 线表现与其他纤维腺瘤相似，但极少有钙化，也无透亮晕，X 线乳房导管造影表现为导管系统半球形受压移位。

（2）乳房液晶热图检查：两侧乳房血管热图分布均匀、对称，肿瘤为低温图像或呈正常乳腺热图像，与皮肤血管无联系或无异常血管图像。

（3）B 超检查：乳房纤维腺瘤超声图像呈圆形或椭圆形弱回声肿块，轮廓清晰，边界整齐，内部回声均匀，可有侧边回声，后壁回声增强，有的呈“蝌蚪尾”征肿块。故一般为弱回声，亦可见到中等强度的回声，但分布均匀。某些实性纤维腺瘤透声性很好与囊性相似。少数纤维腺瘤其形态不规则，回声不均匀，或出现钙化而显示肿块后有声影。

（4）近红外线透照检查：多数乳房纤维腺瘤与周围组织透光度一致，部分呈边缘相对锐利，密度均匀的灰色阴影，周围血管无特殊改变。

（5）病理学检查：包括针吸细胞学，切取活体组织检查及切除活体组织检查。针吸细胞学检查对乳房肿瘤诊断符合率达 90%以上，如有以下情况者应行切除，并行快速病理学检测：①患者年龄超过 35 岁以上者。②有乳房肿瘤家族史者。③乳房肿块近期增长迅速加快者。④乳房肿块伴有同侧腋窝淋巴结肿大者。⑤肿瘤穿刺细胞学检查发现可疑癌细胞者。⑥乳房特殊检查怀疑有恶性者。

六、治疗

本病的治疗原则是手术切除。中医中药及激素治疗虽有一定疗效，但疗效均不十分确切。

1. 中医治疗 中医学认为，本病是思虑伤脾，郁怒伤肝，致使气滞痰凝而成，故治疗原则是佐以理气疏络之品，使乳络通畅，则壅者可通，郁者可达，结者可散，坚者可软。服中药和外用药 1～3 个月，疗效不显著时，可行手术切除。

（1）中医内治：治疗原则是疏肝解郁，化痰散结，方选逍遥散加减。①常用方药：柴胡、焦白术、莪术各15g，当归、广郁金、瓜蒌、姜半夏、青皮、陈皮各12g，毛慈菇、大贝各6g，赤芍9g，白花蛇舌草30g。兼有肝火者，加香附15g，夏枯草9g，橘叶6g，栀子12g。水煎服，1剂/d。②远志酒：远志12g浸泡60°白酒中，20分钟后加入适量白开水（40mL），煮沸10～15分钟，滤过后服用。1～2个月为1个疗程，有些肿瘤可以消失。③中成药：小金丹，2次/d，1粒/次，或小金片，3次/d，4片/次（口服）。

（2）中医外治：山慈姑、大贝、生半夏、生南星、僵蚕、白芷、细辛、生川乌、白蔹、樟脑各10g，共同研成细末，用黄酒、蛋清调敷患处。

2．雄激素治疗 在月经停止1周后开始服用甲睾酮至下次月经前结束，5～10mg/d。每个月月经周期总量不超过100mg，治疗期间以不使月经紊乱为宜。用药半年无效即停药。但是，也有学者认为，雄激素易引起导管上皮增生，长期应用有癌变的可能。因此，应用雄激素应慎重。

3．手术治疗 手术切除是治疗乳房纤维腺瘤的最佳方法，可以一次治愈，而不影响其功能。可采用肿块切除术、乳房区段切除术，部分患者可行单纯乳房切除术。最常用的方法是乳房肿块切除术。

（1）手术时机：乳房纤维腺瘤的患者，应选择适当的时机进行手术治疗。①>25岁已婚妇女或>30岁无论婚否的患者，应立即进行手术治疗，防止恶性变。②<25岁未婚患者，能够确定诊断的，在不影响学习和工作的条件下，可行择期手术，但以婚前切除为宜。③婚后未孕的患者，宜尽早手术，最好在孕前手术切除。④怀孕后确定诊断者，应在怀孕后3～6个月内进行手术切除。⑤如果近期肿块突然增长加速，应考虑恶性变，尽快手术。有报道称，手术时的年龄越小，术后复发率越高，此意见尚需引起注意。

（2）手术方法：较小或浅表的肿块，一般做放射状切口。此种切口与乳腺管平行，损伤乳腺管的可能性较小。如肿块在乳房下方较深的部位，可在乳房下缘胸腔胸乳褶处做弧形切口。当肿块与皮肤紧密粘连时，需作梭形切口，切除粘连部分的皮肤。切开皮肤及皮下组织，直达肿块。如肿块有完整的包膜，必须将肿块连同包膜一并切除。为不遗留包膜，避免复发，常需连同周围少部分的正常乳房组织一并切除。但要注意，不必切除过多的正常乳房组织，应彻底止血。乳腺组织切口创面上的一些小血管出血，均应逐一缝合结扎止血，以免形成血肿后机化再产生硬结。严密缝合乳房腺体组织的创面，避免残留死腔。根据需要可放置橡胶片引流，缝合皮下组织及皮肤。最后用绷带加压包扎伤口。

对手术切下的肿块，必须明确其性质，并做病理学检查。早期乳腺癌有时可被误诊为腺纤维瘤而被切除，如病理学检查结果系属恶性，应及时进行乳腺癌根治性切除术。

（3）手术治疗的注意事项：①切口选择：应以照顾乳房美学及功能（育龄妇女及未婚女性）及操作方便为原则，少数患者还要照顾到可能进一步行乳房根治性切除的需要。一般采用与乳房腺导管平行的切口，即以乳头为中心的轮辐状切口，不影响育龄妇女的功能；乳头附近的肿块，可采用乳晕边缘的弧形切口；乳房下方深部的肿块，应选择胸乳皱褶处的弧形切口。②手术操作要点：a.切除肿块以无瘤显露为原则。b.尽量减少乳房组织内的丝线结扎，尽可能采用可吸收线缝合腺体组织。c.肿瘤切除后，应严密止血，逐层缝合，避免留死腔。d.根据需要决定是否放置引流物。③切除组织应进行病理学诊断，如有条件应进行术中快速冷冻病理学检查，以避免漏诊早期乳腺癌。

七、预后

本病是乳房的良性肿瘤，如能手术完整切除，术后很少复发。少数患者乳房纤维腺瘤已经切除，但在同侧乳房内的其他部位或在对侧乳房内发生新的纤维腺瘤，这种情况主要是由于病因的持续存在所引起的，不应视为复发。普通型较小的纤维腺瘤，用中药治疗后，肿瘤可以消失，远期疗效有待观察。极少数患者由于手术切除不彻底，导致局部复发。因此，手术范围应是包括肿瘤在内的周围少部分正常乳腺组织的肿瘤切除，以防残留肿瘤包膜，避免肿瘤复发。

对于纤维腺瘤癌变的问题，国外尚有不同的意见。有人认为两者没有关系，另有学者认为绝经期和绝经后发生纤维腺瘤者，患癌危险性增加，纤维囊性增生患者若同时患纤维腺瘤，则患癌危险性增加。纤维腺瘤倾向于发生腺癌，而纤维囊性病倾向于发生浸润性导管癌。Peter总结了文献冷冻的61例发生于纤维腺瘤内的乳腺癌指出：纤维腺瘤内癌的发生率在0.07%～0.35%之间；平均年龄在42.4岁；小叶癌为64%；导管癌为36%；原位癌为66%；浸润癌为34%。他认为小叶癌多的原因是纤维腺瘤内以腺泡上皮为主，原位癌比例高的原因是癌的“宿主”纤维腺瘤易被早期发现。

总之，对于纤维腺瘤癌变的问题，有待进一步探讨。

第二节　乳房巨大腺纤维瘤

乳房巨大腺纤维瘤又称分叶型腺纤维瘤，占全部乳房肿瘤的1.56%，占乳房良性肿瘤的2.5%～6%。

一、命名

本病命名较为混乱，给临床工作者在采取治疗方案中带来不便。1938年，Muller首先将该病命名为乳腺叶状囊肉瘤。对于这一名称，学者们对其认识也不同。在国内外的文献报道中对该瘤的命名也极为混乱，如巨纤维腺瘤、分叶型腺纤维瘤、腺肉瘤、叶状纤维腺瘤等。由于该瘤边界清楚，具有分叶状结构，与乳腺纤维瘤相似，是由纤维组织和腺上皮成分所构成。但是，纤维细胞丰富而且排列紧密，有时可见黏液样、脂肪、骨性及软骨样化生。肿瘤体积较大，直径一般超过5cm，最大者超过35cm，多数为良性经过，瘤的主要成分为上皮及纤维组织，故称巨大腺纤维瘤。部分肿瘤有较大的囊腔，切面有裂隙呈分叶状，因此部分学者仍沿用叶状囊肉瘤这个名称。近年来，已基本认定巨大腺纤维瘤为良性，而分叶状囊肉瘤为恶性。1968年，多位学者把巨大腺纤维瘤与分叶状囊肉瘤分开为两个独立的病，且性质不同。

二、病因

本病的发病原因不明，许多学者认为该病与腺纤维瘤有相似的发病因素，即与内分泌失调有关。Helmyth发现巨大腺纤维瘤主要发生于未婚和未育的妇女；Finster认为该病多发生在多次妊娠和哺乳时期生理功能达到高峰的乳腺；Goodall认为多次生产及哺乳可使小的乳房纤维腺瘤迅速生长，变为巨大腺纤维瘤；Cumin等见到因妊娠而引起乳房纤维腺瘤迅速增大的现象。多数资料表明乳房巨大腺纤维瘤可发生于性成熟时期至老年不同年龄的女性，而以青春期和围绝经期为发病的两个高峰，不难看出该病的病因可能与雌激素的分泌和代谢失衡有关。

三、病理

（1）大体所见：肿瘤体积大小不等，小者直径也有5cm，最大者可达45cm，一般在5～35cm，平均15cm。肿瘤多呈圆形、分叶状，与周围组织分界清楚，但无明显的包膜。切面呈浅红色或灰白色，质地软硬相间，带有大小不等的裂隙或呈囊腔状，有的裂隙狭长而弯曲，常将肿块分割成巨大的叶状，内含血性物，胶冻物或清亮的液体。瘤体内可伴有坏死、黏液样变性、骨或软骨化生。

（2）镜下所见：肿瘤由上皮细胞和纤维组织共同组成，上皮细胞成分多少不一，分化良好，无异型性，组织结构似管内型腺纤维瘤。纤维组织显著增生，细胞数目增多，排列紧密，有时出现细胞的异型性和核分裂像，核异染、深染甚至出现多核巨细胞和畸形细胞。病理方面根据细胞的密度及异型性、核分裂多少及肿瘤对周围的浸润程度，将其分为3级。

Ⅰ级：瘤细胞间变不明显，无异型细胞，核分裂像少见。

Ⅱ级：细胞中度变度，出现异型细胞，核分裂像4～6个/HP（高倍视野）。

Ⅲ级：细胞高度变度，核分裂像＞7个/HP（高倍视野），且出现肿瘤周围浸润现象。

这种分级对区别良性或恶性肿瘤有一定的帮助。有人认为，在巨大纤维瘤组织学中出现细胞核深染、肥大，核有病理性分裂像即为恶性特征，按恶性处理。也有人认为，尽管有细胞的异型性，并不一定都绝对是恶性。因为，从组织学上预测该肿瘤的生物学特性是很困难的，主要应从肿瘤切除后是否复发及转移等临床资料作为判断其良恶性的依据。因此，对此类患者术后还应长期随访。

四、临床表现

（1）发病率：有文献报道本病占全部乳腺肿瘤的1.56%，占乳腺良性肿瘤的2.3%～6%。由于命名不一，故发病率的高低也难有一个较准确的数据。

（2）发病年龄和性别：乳房巨大腺纤维瘤可发生于13～86岁之间的各个年龄组女性，以青春期和围绝经期为两个发病高峰，尤以后者更为多见。男性也可发生，而且还可恶性变，只是甚为罕见。

（3）病程：病程长短不一，1个月到10余年，有人报道最长时间可达40年之久。有时肿瘤发生很快，可在数天内迅速增大，多数自发现肿块到手术时间不到1年。有文献报道，病程可能与妊娠和哺乳有关。

（4）症状和体征：一般临床症状不明显或有轻度的乳房胀痛，局部检查所见往往是整个乳房被巨大的肿物所占据。肿块以外上象限为最多见，占32%；其次为乳晕下方，占15%；内下象限占13%。触诊时可见肿块呈凹凸不平分叶状圆形或不规则形，质地硬韧，有弹性，有时可有囊性感，边界多较清楚，与皮肤胸肌多无粘连，活动度良好，无乳头内陷及皮肤橘皮样变。肿块的大小一般＞5cm，有报道称最大可达45cm。一般局部皮肤正常，肿瘤较大时可见皮肤菲薄，略呈紫红色，皮温较高，皮下可见扩张的静脉。有时菲薄的皮肤可发生破溃，有脓性分泌物或恶臭。如巨大腺纤维瘤合并有分叶状囊肉瘤，即恶性型或癌变时局部检查，主要表现为肿块活动度差，在皮肤和基底部之间粘连，不易被推动。

五、诊断

本病多发于青春期和围绝经期，病程长，常有长期存在的乳房小肿块、而在短时期内迅速长成巨大肿块的病史，但界限清楚，活动性好，与深浅部组织不粘连。本病的症状多不明显，少数患者有轻度的压痛和胀痛。如肿瘤小时，临床特点不明显，常需组织学检查证实。乳房X线平片可见圆形或椭圆形致密阴影，阴影周围可见细透明晕，多无边缘毛刺样征。乳房B超检查可见球形实体病灶或实性与囊性混合的图像。乳房红外线透照检查，可见边缘清晰无血管改变的阴影，如伴有囊腔形成，可出现不均匀的阴影。乳房巨大腺纤维瘤的良恶性，主要依靠组织学检查，根据细胞的分级而定，但细胞有明显的异型性并不一定都是恶性，部分临床经过却是良性，所以必须结合临床表现，多方面综合分析，来判断肿瘤的良恶性。

六、鉴别诊断

（1）乳房肉瘤：多与乳房周围组织粘连，与正常组织分界不清，患者有贫血症状，一般情况较差，X 线有助于诊断。肉瘤表现为单个或多个结节，边界不完整，肿块境界与周围组织结构模糊不清，本病表现为巨大密度均匀的阴影，边界清楚，可见细透明晕。

（2）乳房纤维腺瘤：以青年女性20～25岁多见，一般体积较小，生长缓慢，质地较硬，多发或双侧发病者较多，而乳房巨大腺纤维瘤好发于青春期和围绝经期，肿瘤生长迅速，体积较大，常为单侧发病。两者较易区分。

（3）叶状囊肉瘤：两者在临床上较难以鉴别，但发病年龄可作临床鉴别的一项参数，曾有报道，巨大腺纤维瘤年龄较小者占76%，而叶状囊肉瘤40岁以上者占61%。多位学者报道，巨大腺纤维瘤30岁以内者占61%，而叶状肉瘤40岁以上者占58%，明显分叶及有囊性感者，应先考虑为叶状囊肉瘤。乳房巨大腺纤维瘤与深部组织粘连，移动度差应疑为分叶状囊肉瘤。病理学鉴别主要表现在叶状囊肉瘤的间质中，出现恶性特征，即肉瘤成分（常见为纤维肉瘤结构），如细胞核深染、核大、核分裂象多见等。

本病的良恶性主要取决于纤维成分的性质，即成纤维细胞明显间变、核分裂象多见，局部浸润，作为判断恶性的主要依据。Treves 等将纤维组织生长活跃、偶尔可见核分裂象者列为良性；纤维组织呈肉瘤样改变者列为恶性；介于良恶性之间者为交界性肿瘤。发现恶性者，多数有转移，1/6有局部复发；交界类见局部复发；良性者预后好。

（4）乳腺癌：病史较短，肿块较小，质地较硬，边界不清，多有皮肤浸润，常见乳头内陷及皮肤“橘皮”样改变，伴有腋窝淋巴结肿大。乳房巨大腺纤维瘤病程较长，肿块较大，质韧，呈分叶状，部分尚有囊性感，边界清楚，皮肤菲薄，皮下静脉血管充盈，多无腋窝淋巴结转移。

七、治疗

本病多属良性，但有一定的恶性变率，手术切除肿瘤是治疗该病的最有效方法。对年龄较大如已进入围绝经期或者曾行纤维腺瘤手术后复发者宜行单纯乳房切除术（包括腺体、胸大肌膜及皮肤），以防肿瘤组织残留造成术后复发。对于年龄偏小未婚未育的青年女性患者，若肿瘤较小，行肿瘤局部切除，尽量保留乳腺；若肿瘤较大，保留乳头及正常的乳房组织，行皮下肿瘤切除术。手术时用手指沿肿瘤被膜进行分离，否则因瘤体分叶状遗留肿瘤组织而易复发。术中行快速冷冻切片检查，证实为恶性者，应行整个乳房及区域性淋巴结切除，术后辅以化疗及放疗，可获得满意的疗效。手术切口的选择以保持乳房完整形态，可行放射状切口或沿胸乳皱褶处的弧形切口。

八、预后

由于乳房巨大腺纤维瘤的体积可以生长得很大，有时因血液供应不足而引起的表皮破溃，颇似恶性，经过长期随访证实大多数为良性经过，仅有少数恶性变为纤维肉瘤。乳房巨大腺纤维瘤恶性变后，影响预后的主要原因是血行转移，主要转移至肺。其次为骨、肝、脑等，淋巴转移极为少见。预后与年龄的关系不大，复发的主要原因是切除范围不够所致，所以手术时应将瘤组织连同周围一部分正常乳房组织一起彻底切除。未发现淋巴结转移者不用化疗。

第三节　乳房导管内乳头状瘤

乳房导管内乳头状瘤在临床上并不少见，占乳房良性肿瘤的20%，占同期乳腺癌发病率的7.9%。可分为大导管内乳头状瘤和中、小导管内的乳头状瘤。文献对本病的命名也较多：如乳头状囊腺瘤、孤立性管内乳头状瘤、囊性腺状乳头状瘤、绒毛状乳头状瘤等，说明人们对它的认识是一个曲折的过程。乳管内乳头状瘤的好发年龄与乳腺癌相似或偏低。70%的发病在35～50岁生育过的女性，其高发年龄组为40～48岁之间。本病的临床症状不明显，多数以无痛性乳头溢液就诊，部分在检查乳房其他疾病做病理学检查时被发现，所以该瘤的发病率很难确切统计，据临床观察，其比乳房纤维腺瘤及乳腺癌少见。

中医学称本病为“乳衄”。中医学认为，乳头为肝经所系，脾虚失摄，肝气郁结，瘀血阻络则局部肿硬；郁久化热，热分血络则乳头溢血。《病医大全》中描述，妇女乳房不坚肿结核，唯乳窍常流鲜血，此称“乳衄”。

一、病因

本病的病因目前尚不十分明确，有许多学者认为与乳房囊性增生病的病因相同，即与雌激素的水平高低有关。因为它们之间的病理表现基本一致，一般认为乳房导管内乳头瘤的发生与围绝经期女性雌激素分泌紊乱有关。

二、病理

（1）肉眼所见：大导管内乳头状瘤，瘤体位于乳头或乳晕下的大导管内，肿瘤直径一般为0.5～1.0cm，边界清楚，无纤维性包膜，多数为单发，少数可同时在几个大导管内发生，瘤体突出导管腔内，由许多细小的树枝突或乳头粘连在一起而形成“杨梅”样结节。结节有粗细、长短不同的蒂也可广基无蒂，一般粗短的乳头状瘤纤维成分较多，切面呈灰白色，质地韧；细长且顶端呈颗粒状鲜红的乳头状瘤，质脆易出血，也易恶性变。瘤体所在的部位导管扩张，内有浅黄色或棕色的液体存留，有时杂以黏液或血性。中、小导管内乳头状瘤位于中小导管内，瘤体呈白色半透明小颗粒状，无蒂，附着于管壁上，大小不等，数量不一，组织较韧，如形成肿块时，很容易误诊为乳腺癌。

（2）镜下所见：由导管上皮细胞及间质增生形成的乳头状肿物突入由扩张导管围成的腔内，以纤维组织和血管构成乳头的轴心，外面被覆1～2层立方或柱状上皮细胞。镜下所见根据乳头状瘤细胞分化的程度及间质细胞的多少，可将其分为以下几种类型：①纤维型管内乳头状瘤：其特点为乳头粗短，间质内纤维组织层丰富，乳头的表面被覆的上皮多为立方或柱状，也可为上皮与肌上皮双层细胞。细胞排列整齐，分化良好，无异型性。由于瘤体内纤维组织成分较多，故称“纤维型管内乳头状瘤”，是临床上较为常见的一种。②腺型管内乳头状瘤：导管增生的上皮细胞构成细小的乳头，反复分支，迂曲，相互吻合形成不规则的腺样结构，间质内纤维组织较少，常呈细条索状夹杂在上皮细胞之间。③移行型管内乳头瘤：其特点为导管上皮高度增生，形成乳头，突入管腔。增生的上皮为立方或低柱状上皮细胞，细胞排列均匀一致，无异型性，排列似移行上皮。Saphir 认为本型既无间质又无腺样结构的实性细胞团，具有潜在的恶性。

三、临床表现

（1）发病年龄及病程：本病可发生在 20～60 岁之间，其中以 35～50 岁最多见，占 70%。病程据国内文献报道，短为 7 天，长则可达 31 年，1/3 在 1 年内，1/4 在 5 年以上。

（2）乳头溢液：是导管内乳头状瘤的主要症状，据 Hendriek 报道的 208 例中，190 例（91%）有乳头溢液，患者往往在无意中发现衬衣上有血迹而就医占就诊患者的 80%。乳头溢液是自溢性的，常呈血性或浆液性。据 Stout 统计血性溢液占 78%，浆液性溢液占 22%。生长在乳晕区的导管内乳头状瘤，乳头溢液最常见。乳头溢液来自乳管，血出于乳头表面。年轻的妇女分泌物常为浆液性，而老年妇女多为浑浊或乳样液。因肿瘤组织比较脆弱，血管丰富，轻微地挤压即可引起出血或分泌物呈铁锈色，是导管内乳头状瘤呈血性乳溢液的最常见原因。有的患者在发现乳头血性溢液后，可在乳晕区触及小肿块，按压时可引起轻微的疼痛和排液，排液后肿块可以变小或消失。乳头状瘤是否发生乳头溢液与乳头状瘤的类型和部位有关，发生在乳头中心部位的大导管内的乳头状瘤的乳头溢液症状最为常见。而当肿瘤位于乳头边缘部分，在中、小导管内或腺泡内者乳头溢液的发生较少见。

对男性乳头溢液，应首先考虑为导管乳头状瘤，并高度警惕恶性的可能。有文献报道，如果年龄在 45 岁以上的乳头溢血性液伴有乳房肿块，就考虑到导管乳头状瘤恶性变的可能。

（3）疼痛：本病仅有少数患者有局部疼痛及压痛，常为乳房导管扩张、导管内类脂样物质溢出及炎症所致。

（4）乳房肿块：是乳房导管内乳头状瘤的主要体征。据国内文献报道，本病伴肿块者占 66%～75%。触诊时可在乳头处、乳晕区或乳房的中心处触及肿块，多数肿块体积较小一般直径在 1～2cm 之间，直径很少＜1cm，但也有 3～7cm 或更大者。单发性导管内乳头状瘤可因导管阻塞扩张而引起。触及质地较软、光滑且活动的肿块，有时在乳晕旁可触及放射状条索。有文献报道，本病有肿块者占 84% 左右。如患者乳头溢液并触及小肿块，则 95%的可能为导管内乳头状瘤。也有的患者扪不到肿块，仅在乳晕区触到几个点状结节，实则为病变所在部位。按压乳晕处的肿块，可见血性液自相应的腺导管的乳头流出，由于肿块主要是乳头状瘤出血瘀积而成，肿块往往在按压后变小或消失。因此，在体格检查时应轻轻按压肿块，以便留下部分血液，在手术时可根据乳头出血的相应乳管做标记，行乳房区段切除。

四、诊断

患者就诊时主诉乳头溢出血性或棕色浆液性液体，时有时无，具有间歇性。在乳房内可触及小肿块，可因挤压液体排出，肿块缩小或消失。体格检查时在乳晕内可扪及直径 1cm 左右的结节样肿块，伴有压痛。用食指缘沿乳管走行方向，自乳房基底部向乳头方向轻轻按压，按顺时针走行逐一按压，可避免症状、体征的遗漏。可在相应的乳头输乳孔处，见到有血性或浆液性液体流出。根据这些特点，临床诊断多不困难，对可疑病例可采用以下方法确定诊断。

（1）乳房X线平片：对本病的定位准确率不到30%，但可排除隐性乳腺癌引起的出血。由于乳管内乳头状瘤体积较小，密度小，故X线平片很难发现。当瘤体较大时，表现为导管扩张条索状阴影，或局部圆形致密影，边缘完整锐利，偶尔可见钙化。

（2）乳腺导管造影：对乳管内的乳头状瘤具有较高的诊断及定位价值，尤其是对扪不到肿块的病例。肿瘤多位于1～2级乳腺导管内，表现为单发或多发的局限性圆形或椭圆形充盈缺损。可见远端导管扩张或梗阻现象，在主导管梗阻处可见有杯口状肿块影，管壁光滑。无外浸现象。在分支导管主要为单个导管截断现象。导管造影可鉴别囊性增生或癌，亦能发现同一导管系统内的其他性质的病变，该检查方法简便，只用一钝头注射针头插入出血的乳管内，向内注射造影剂即可摄片诊断。

（3）乳房透照试验：在暗室内，用手电筒对乳房进行透照检查，以便根据积血的肿块可显示出不透光的区域，确定肿块的部位。

（4）超声检查：具有无创性、无痛苦、简便易行的特点，超声可见扩张的导管及其内的液性暗区，有时可见导管内的乳头状瘤及充盈缺损。

（5）乳头溢液细胞学检查：连续多次的乳头溢液细胞学检查，对良、恶性乳头溢液的鉴别诊断具有十分重要的价值。

（6）乳管内镜检查：对未触及肿块的乳头溢液病例可提高其诊断率。乳管内镜观察乳头状瘤为黄色或充血发红的实质性肿块，表面光滑呈桑椹状突向腔内，或呈息肉样隆起而周围管壁光滑，无凸凹不平现象。乳管内镜为最有价值的检查手段。

五、鉴别诊断

本病应与乳腺囊性增生病的囊性增生期、导管扩张症、大导管或壶腹部炎症、乳头状癌、乳头乳晕湿疹样癌等相鉴别。

（1）乳腺囊性增生病的囊性增生期：乳腺囊性增生病的病程以数周、几个月或几年不等，大多数为周期性的乳房胀痛，尤其是月经前（月经来潮前7天左右）为重，经期后症状减轻或消失。病史长者，该症状的周期性发作的规律性的改变不明显。乳房的物理检查可发现孤立的或多发的呈条索、结节或片状肿块，边界不清，质地较韧，可活动、疼痛、触痛，是乳腺囊性增生病的两大特征，但并非这些症状全部出现。病理学改变主要为乳房腺管或腺上皮增生，增生上皮处的乳管扩张或形成囊肿。囊内可见增生的上皮呈乳头状瘤样改变，有时呈分叶状。乳头状瘤样改变的中央可见纤维管束，因此乳房囊性增生病也可见乳头溢血，但多数为浆液性溢液。

（2）大导管或壶腹部炎症：偶尔可见乳头溢液，多为脓血性，同时有明显炎症病史，溢液涂片细胞学检查，可见炎症细胞，诊断多不困难。

（3）导管扩张症：本病的乳房肿块也在乳晕区，局部有发红、灼烧样疼痛、痒和肿胀等。本病的急性期，有急性乳房感染的表现，全部乳房水肿及乳头内陷，似炎性乳腺癌。部分患者有乳头溢液，但溢液为黏稠的凝块状，非自溢性，大部分因挤压而出。

（4）乳头状癌：乳头状癌肿块多位于乳房中央或乳晕深处，或乳晕区以外的乳腺组织中，往往伴有乳头血性溢液，临床上易与乳管内乳头状瘤相混淆。欲将两者区别开来，必须行病理学检查。在显微镜下观察，乳头状瘤可见腺上皮、肌上皮两层细胞形成的乳头和排列规则的腺管细胞，无异型性，核分裂少见或缺如，往往伴有大汗腺样化生。乳头分支少，间质多而且乳头较粗大，可融合成复杂的腺样结构。而乳头状癌则相反，细胞异型明显，核分裂常见，邻近乳腺组织内一般无硬化性腺病，癌细胞内可见筛状结构。

（5）乳头乳晕湿疹样癌：虽起于乳头处的大导管，但乳头表面有湿疹样改变，而且皮肤增厚，常伴有乳头刺痛、瘙痒和烧灼感等症状。增厚的皮肤往往与正常组织分界清楚，血性分泌物不多，故易鉴别，但是最后还需经病理确诊。

六、治疗

本病有一定的恶性变率。临床凡确诊为本病者，手术治疗为其治疗原则。凡发现乳头有血性溢液者，应先明确出血导管的部位和性质，再根据具体情况确定手术方案。

（1）局部切除术：乳房导管内乳头状瘤是一良性病变，恶性病变的概率不大。虽有部分学者认为本病为癌前病变，但大量的临床资料支持本病为良性病变。有多位学者报道 73 例乳头状瘤按此术式进行手术后无一例复发。也有报道 110 例乳头状瘤以局部切除为主，3 年后仅有 1 例癌变，其他未见复发。因此，局部切除范围充足者，理应获得满意的疗效，在定位准确的条件下，可作为乳头状瘤的首选术式。

术前准确地定位是手术成功的关键。因为部分患者术前触不到肿块，部分即使术前触到肿块，而在术中因挤压而缩小或消失。因此，术前沿乳晕顺序轻压，当看到乳头有血性液溢出时，说明此处为病变部位所在，然后再用一钝性针头从溢液的乳头导管开口插入，再沿着针的方向做放射状切口或在乳晕缘做弧形切开皮肤，游离皮肤至乳头，轻轻将针头上下挑动，辨明乳管，找到扩张的乳腺管。

在乳晕下游离导管，直到乳头处，用中号丝线结扎切断，沿乳腺导管做锐性分离，横行剪除有病变的导管组织。分层缝合切口，或在放入乳管的针头内注入少量无菌亚甲蓝，作为手术切除病变的指标，将有着色的组织（包括导管）楔形切除，避免遗留病变。

本手术方法需注意：①先以乳晕边缘的弧形切口切开皮肤。②在游离乳晕皮肤时不能过深，以防损伤乳腺管。③在游离的皮下行放射状切开乳腺组织，避免损伤更多的乳腺管。④如果要求哺乳者，仅游离出病变乳管，单行病变乳管切除。⑤不要求哺乳者可行乳腺的楔形切除。

（2）乳房区段切除术：临床上症状和体征符合乳头状瘤，病理也确定本病者，可行乳房区段切除，即将整个乳管连同肿瘤及部分周围正常乳房组织一并切除。如肿块不明显，临床上出现血性溢液者，可行乳房局部或区段的按压，如出现溢液，在乳晕区未探及肿块指压无出血者或有多发性乳头状瘤者，也可行乳房区段切除术。

（3）乳房单纯切除术：本手术主要适用于以下患者：①年龄＞50 岁的患者。②挤压乳房的多个区段，导致多乳管血性溢液者。③病理诊断有局限性上皮高度不典型增生，细胞生长活跃，有恶性变趋势者。④＞45 岁、乳头状瘤为多发性病灶范围广者。

（4）乳房导管内乳头状瘤治疗过程中的注意事项：①以乳头溢液就诊者，术前应排除生理状态、内科疾病或其他因素（如药物）引起的乳头溢液。②明确病变部位可行局部或单纯乳管切除。③无肿块发现而出血的乳管口不能明确者或压迫乳晕之外有出血者，可行局部或区段的乳腺切除。④无肿块的多乳管出血，为某区段出血，＞40 岁的患者乳房单切，＜40 岁的患者局部切除或区段切除。⑤双乳多乳管溢液且以血性为主，必须排除内分泌疾病所引起，不能贸然行双侧乳房切除。⑥＜35 岁的患者仅在乳头挤压时有乳头溢液（非自溢者）而无肿块可严密观察，定期复诊，排除乳房囊肿病及导管扩张症。⑦术前 2 天禁止挤压乳房避免排净积液，导致切除术中定位困难。⑧切除组织均应行病理学检查，如提示细胞恶性变，应及早行乳腺癌根治术或改良根治术。

七、预后

本病是一种良性疾病，是否会发生恶性病变尚有争议。对 208 例乳房导管内乳头状瘤患者追踪 5～18 年，未见恶性变成癌。Haagesen 等对 427 例导管乳头状瘤患者随访，1～22 年仅有 2 例恶性病变，他们认为乳房导管内乳头状瘤是良性病变，是独立起源的，不应视为癌前病变。但是，Geschicketer、Buh-Jorgensen 等则认为，乳房导管内乳头状瘤是一种潜在的恶性肿瘤，他们在对 72 例患者的观察中，19 例导管内乳头状瘤与癌并存。国内文献报道的一般恶性变率为 6%～8%。

Kraus 等认为，位居乳晕区的大导管的乳头状瘤多为单发，且甚少恶性变。而 Carter 认为，位居乳晕区外的中小导管内的乳头状瘤，常为多发，较易恶性变。有报道称，恶性病变率占 1/3。Haagensen 通过临床观察认为本病是癌前病变。多位学者分析 144 例本病单发为 120 例，癌变占 5%，多发为 24 例，恶性变率为 8.3%。因此，认为管内乳头状瘤无论发生于大、中、小导管内，都有一定的恶性病变概率，一般认为多发性导管内乳头状瘤病生物学特性倾向恶性变，故称癌前期病变。Kraus 等在文章中反复指出，乳头状瘤癌变一般恶性度较低，生长缓慢，但因处理不当而致复发或转移，造成不良后果并非少见。因此，慎重采取治疗措施甚为重要。

第四节　其他乳腺良性肿瘤

一、乳房脂肪瘤

乳房脂肪瘤同身体的其他部位的脂肪瘤一样，其肿块较软，界限清楚，生长缓慢无特殊不适，很少恶性病变。

（一）病理

（1）大体所见：肿物质地软，有完整的包膜，呈结节状或分叶状，形不规则，多为圆形或椭圆形，瘤组织与正常乳腺内的脂肪极为相似，其颜色较正常脂肪黄，且脂肪瘤组织有包膜是与乳房皮下脂肪组织及乳房脂肪小叶的不同之处。

（2）镜下：瘤体由分化良好的成熟脂肪组织所构成。有时混有少许幼稚的脂肪细胞，细胞核小且位于细胞中央，细胞质内充有丰富的脂滴，瘤细胞间有少许纤维组织及小血管。根据肿瘤组织的所含成分，乳房脂肪瘤可分为：①乳腺单纯性脂肪瘤：本病与一般脂肪瘤有相同的组织及形态。瘤组织由成熟的脂肪细胞所组成。镜下有时难与正常脂肪区别，往往要借助肉眼观察帮助诊断。②乳腺内血管型脂肪瘤：不多见，其大体特点较瘤组织更软些。切面为棕黄色，可见表面有少许血液渗出。组织学者所见：瘤组织由成熟的脂肪细胞和血管组织（多数为毛细血管）及数量不等的纤维组织所构成。有的病例以脂肪为主，伴有灶性血管增生。③乳腺纤维型脂肪瘤：其特点为在脂肪瘤的组织中掺杂较多的分布均匀的纤维组织成分，其周围可见有不等量的胶原纤维和黏液样基质。④乳腺腺脂肪瘤：由成熟脂肪、纤维、乳腺腺体或腺上皮混杂在一起而组成的一种特殊肿瘤，又称乳腺错构瘤，其性质纯属良性。根据肿瘤成分中各组织所占比例不同，分别称“纤维性错构瘤”“腺性错构瘤”，而脂肪组织占绝对优势的肿瘤组织中散布着少数腺上皮小岛者，可称“腺脂肪瘤”。

（二）临床表现

本病可发生于任何年龄，但多见于40～60岁的妇女。好发于脂肪丰富的大乳房内。本病发病率低，有报道称，在3361例乳房肿块中，仅有脂肪瘤24例，占0.99%。脂肪瘤多为圆形或椭圆形，质地柔软，有分叶，肿物直径多在5cm以下，也有达10cm的。根据肿瘤在乳房内的部位不同，可分为以下3种情况：①位于乳房皮下的脂肪瘤：与其他部位的一般脂肪瘤一样，单发性、生长缓慢，呈圆形或不规则的分叶状，边缘清楚，触之柔软，有假性波动，尚需与淋巴管瘤、血管瘤、粉瘤相鉴别。行穿刺即可鉴别诊断（淋巴管瘤为淡黄澄清液体，皮脂腺囊肿为豆腐渣样组织，血管瘤有血抽出）。②位于乳房内的脂肪瘤：此类脂肪瘤，常见乳房呈进行性缓慢的泛发性增大，触之柔韧，周界不清。除乳房肿大外，无任何不适，往往以其他疾病为诊断，在术中发现为本病。③乳腺外脂肪瘤：发生在乳房后方者较多，生长多缓慢，但有时显著增大，尚需与寒性脓肿、囊状腺瘤、肉瘤等相鉴别。如有较长时间的低热，全身状况差，乳房部感到沉胀、隐痛，无急性感染史，穿刺有稀薄脓液，涂片未发现一般致病菌或发现有抗酸杆菌，即为寒性脓肿。

（三）辅助检查

可行X线摄片鉴别肿瘤的性质。恶性者，在肿块周围有毛刷状阴影出现；良性则无此现象。脂肪瘤的X线表现为境界清楚、密度较低的肿块阴影，呈圆形或卵圆形，也有呈分叶状的。有时病变位居皮下，其密度与脂肪组织相似，因此往往不能在X线片上显示。位居乳房内的脂肪瘤，可显示乳腺内占位性病变。边缘呈现薄层纤维脂肪包膜的透亮带，将邻近的乳腺条索状结缔组织推开，以此作为诊断参考。

（四）治疗

乳房的脂肪瘤与其他部位的脂肪瘤一样，为良性肿瘤，很少发生恶性变，且生长缓慢，对机体的危害不大。若瘤体不大，无须处理。对于乳腺间的脂肪瘤，因手术探查遇到本病可随时摘除。位于乳房后的脂肪瘤，如诊断清楚，瘤体又不大，不影响其乳房功能者，不必手术。而对瘤体较大，明显压迫周围组织，甚至影响乳腺功能者，或继发癌变者，以手术切除为原则。

二、乳房血管瘤

乳房血管瘤发生在乳腺内的很少，主要见于乳房皮肤或皮下，病变处皮肤呈青紫色，或皮肤正常少有隆起，以及皮肤的毛细血管样红色小结节。可单发也可多发，肿物大小、深浅不定，没有包膜，质地柔软有弹性可以压平，无明显症状。血管瘤大多数为先天性的，生长缓慢，很少有恶性变。病因与雌激素增高有关。发生在乳腺上的血管瘤，依其组织结构、形态特点可分为毛细血管型血管瘤和海绵状血管瘤。根据临床症状和体征诊断本病不难。

（一）乳房毛细血管型血管瘤

乳房毛细血管型血管瘤又称莓状痣，是一种良性自限性病变，可发展为乳房海绵状血管瘤。呈鲜红色，高出皮表，也可为紫红色或青紫色，界限清楚，表面为细颗粒状或皱襞状，压迫褪色，生长缓慢。

1．病理

（1）大体所见：毛细血管瘤多发生在乳腺的真皮内，大小不定，表皮隆起，质地柔软无包膜，呈暗紫红色，切面暗红有血液渗出。

（2）镜下所见：镜下见大量排列方向不一的细胞，在血管之间有少量的疏松纤维组织增生。

2．治疗

本病是一种自限性病变，一般无须治疗，但要密切观察。如病变小还是以手术切除为最好，但幼儿时不宜手术。也可用 X 线或低电压 X 线超短距离照射，一般一次 2.58×10^{-2}C/kg，每周 2 次，0.2～0.26C/kg 为 1 个疗程。

放射性 ^{32}P 贴敷，1 个疗程成人可用 0.9C/kg。必要时间隔 3 个月后再贴敷 1 次，均可收到明显效果。但凡婴幼儿甚至少儿乳房皮肤的毛细血管瘤，尽量观察不做过早处理，待乳房发育后可行局部切除，以确保乳房正常发育及其功能。应用放射性核素治疗要慎重或者不用，尤其是在乳房发育过程中，以防放射性核素对乳房导管、腺胞的损害而影响乳房发育，即使血管混合瘤，除肿瘤迅速生长外，一般手术也宜晚不宜过早，以免影响乳房发育。

（二）乳房海绵状血管瘤

乳房海绵状血管瘤除在体表及四肢多见外，肝脏也可见到，乳房内则少见，常与乳房毛细血管型血管瘤混合存在。

1．病理

（1）大体所见：海绵状血管瘤可见于乳腺皮下或深层组织。瘤组织大小不一，质地柔软。切面暗红色，可见有大小不等的血管腔，管壁厚薄不均，内含较多的血液。

（2）镜下特点：瘤组织由大小不等、形态不规则的血管构成。管腔内有较多的血液，管壁仅有一层内皮细胞，无平滑肌，血管间可见有不等量的纤维间隔。

2．临床表现

本病位于皮下，瘤组织较软，多为稍隆起的圆形，边界不太清楚，状如海绵有压缩性。病变处表皮正常，对于表皮浅的海绵状血管瘤，可以透过皮肤看到蓝色团块状瘤，亦可呈青紫色，常与毛细血管型血管瘤并存，构成混合性血管瘤。穿刺有血抽出，最大者可达 6cm×8cm，X 线片偶尔见成人血管瘤内血管腔钙化。

3．治疗

（1）治疗原则：①因乳房血管瘤为良性肿瘤，可呈浸润性生长，但有的可停止生长或缩小。一些幼儿的血管瘤经过一段时间可以自行消退。故对婴幼儿的此病可以观察，不宜过早处理。②血管瘤对放射治疗也很敏感，有些可以完全治愈，但对婴幼儿身体及乳腺都有损害，甚至乳腺终身不发育，故应慎重应用或不过早使用放射治疗。③海绵状血管瘤手术切除时，需小心谨慎逐一结扎外围血管以防出血过多。④海绵状血管瘤需硬化治疗者，也宜在少年时为宜，但必须根据肿瘤生长状况而定。⑤对生长迅速的血管瘤以尽早处理为宜，以手术切除为妥。

（2）具体方法：①X 线放射治疗：海绵状血管瘤对 X 线颇为敏感，一般常用浅层 X 线治疗机，每周照射 1～2 次，每次（1.29～2.58）$\times10^{-2}$C/kg，总量可达 0.2～0.26C/kg。有条件者可用镭盒接触治疗。②硬化剂：硬化剂注射，可用 5%～10%高渗盐水或 5%鱼肝油酸钠等，注入肿瘤下方及周围。切勿注入瘤内或上方，否则可引起破溃。剂量一般不超过 0.5～1.0mL，每周 1 次，数次后可见效果。③手术切除：手术治疗时要注意止血，术后效果良好，但能在硬化后尽量少切乳房或部分切除乳房，也不作乳房全切以作整形基础。

三、乳房平滑肌瘤

乳房的平滑肌瘤来源于乳腺的平滑肌组织。可见于乳头、乳晕区内的平滑肌及腺内血管平滑肌组织。

乳房平滑肌瘤生长缓慢，可对瘤周围组织产生压迫，阻碍乳腺的正常功能。如果生长迅速者，应想到平滑肌瘤有恶性病变的可能是平滑肌肉瘤。发生于乳腺上的平滑肌瘤可分为乳头平滑肌瘤和乳腺内平滑肌瘤。乳腺平滑肌瘤又可分为 3 型：即浅表型、血管型和腺型。浅表型平滑肌瘤来自乳腺区真皮内的平滑肌；血管型平滑肌瘤来源于乳腺本身血管壁上的平滑肌；腺型平滑肌瘤来自深层血管的平滑肌，也可能来源于管周平滑肌。

（一）乳头平滑肌瘤

源自乳头的平滑肌细胞（乳头及乳晕处无皮下组织，而主要由平滑肌构成）。一般肿物不超过 1cm，发病年龄为 20～40 岁女性，多数单发，偶尔见多发者。

1．病理

（1）大体所见：乳头内有平滑肌瘤生长，使其肿胀增粗，触之呈结节状，质地坚实，体积不大，直径一般均＜1.0cm，切面隆起，呈灰红色。如果瘤内含纤维成分增多则呈乳白色，包膜可有可无。

（2）镜下所见：平滑肌瘤由分化比较成熟的平滑肌细胞所构成。瘤细胞呈长梭形，细胞质丰富，红染，边界清楚。细胞核呈杆状，两端钝圆，位于细胞中央，少见或不见核分裂。瘤细胞排列成束状或编织状，有时可见瘤细胞呈栅栏状排列，间质为少量的纤维组织。

2．临床表现

肿物位于乳头内，直径一般≤1cm。触之较硬，富于弹性，活动性差，时而疼痛，生长缓慢，可有局部压迫症状，如在哺乳期可影响哺乳，肿瘤压迫乳管使乳汁流出不畅。可继发乳腺炎，使乳腺出现红肿、疼痛等炎性表现。

（二）乳腺内平滑肌瘤

1．临床表现

乳腺内平滑肌瘤罕见，有些特点与乳头平滑肌瘤相似，不同的是它可以发生在乳头以外的乳腺任何部位，呈圆形或椭圆形，有时扁平，直径为 0.5～2.5cm，生长缓慢，无疼痛。由于生长部位及来源和结构不同，可分为 3 型：①浅表型平滑肌瘤：发生于乳晕区真皮内，与皮下组织无关，皮肤包膜隆起呈结节状，大量分化良好的平滑肌细胞呈编织状排列。②血管型平滑肌瘤：起源于乳腺血管平滑肌细胞，肿瘤边界清楚，有完整包膜，间质略软，大小≤2.5cm。③腺型平滑肌瘤：此型肿瘤由平滑肌细胞和上皮细胞构成，肿瘤大小不定，一般直径＜3cm。

2．诊断

本病少见，早期患者无症状，瘤组织生长缓慢，多见于乳头、乳晕区。1 个或数个 1～3cm 大小的圆形或椭圆形肿块，质地硬韧，有弹性，周界清楚。由于肿瘤呈膨胀性生长，压迫乳腺导管，使乳汁潴留可继发乳腺炎。少数患者主诉乳腺有阵痛。①浅表型平滑肌瘤：肿瘤生长在乳头内，使乳头变粗变硬。瘤细胞呈梭形，细胞质丰富而红染，核呈杆棒状，平直而两端钝圆，位于细胞中央。②血管型平滑肌瘤：瘤组织由平滑肌和厚壁的血管构成。血管大小不等。③腺型平滑肌瘤：肿瘤较大，有的直径可达 3cm，在乳腺皮下较深处。肿瘤由平滑肌和腺胞或腺上皮细胞所构成。

3．辅助检查

X线摄片可见有边界清楚、整齐、锐利、瘤体直径1～3cm的密度很高的阴影区。

（三）乳房平滑肌瘤的鉴别诊断和治疗

1．鉴别诊断

（1）平滑肌肉瘤：①平滑肌肉瘤一般体积较大，无完整包膜，侵犯周围组织，切面呈鱼肉状。②平滑肌肉瘤的瘤细胞间变明显，每高倍视野可见1个以上核分裂。平滑肌瘤几乎不见核分裂像。③平滑肌肉瘤可发生转移，术后易复发。

（2）皮肤纤维瘤：①皮肤纤维瘤细胞界限不清，常见胶原成纤维细胞。②皮肤纤维瘤细胞核两端尖锐呈枣核状。③Masson染色：胶原纤维染成绿色，平滑肌细胞呈红色。Vangison染色：纤维组织呈红色，而平滑肌细胞呈黄色。

2．治疗

本病是良性肿瘤，手术切除预后良好。如果瘤体较大，生长迅速，疼痛加剧，说明有恶性变的可能，则应及早做乳腺单纯切除或区段切除。

平滑肌瘤恶性变最重要的指征是瘤细胞的核分裂数量，对决定其良、恶性有极为重要的意义。一般认为高倍视野（×400）能找到一个肯定的病理性核分裂，即可做出低度恶性的诊断；如果查到5～25个核分裂，可以认为是中度恶性平滑肌瘤；若25个以上核分裂，可认定为高度恶性肿瘤。

四、乳腺神经纤维瘤

乳腺神经纤维瘤是周围神经发生的一种良性肿瘤，发生在乳腺组织不常见。发生在乳腺皮肤或皮下的神经纤维瘤，有一大部分是神经纤维瘤病。

（一）病理

（1）大体所见：神经纤维瘤一般局限于皮下，无包膜，表面光滑，灰白色，质地坚实，富有弹性。切面观：灰白色，细嫩，实性，肿瘤血管丰富。

（2）镜下特点：神经纤维瘤的瘤细胞呈长梭形，细胞核细长或椭圆，细胞质呈丝状伸出，相互连接成疏松漩涡状、波浪状、细网状无核分裂像。

（二）临床表现

任何年龄均可发生，乳腺的神经纤维瘤常位于乳晕区附近的皮下组织中，呈圆形或椭圆形结节状。境界清楚，活动性好，一般仅1～2cm。可有压痛，偶尔有放射样痛，很少恶性变。常为多发，也可单发。

（三）诊断

本病多见于女性，生长缓慢，早期无自觉症状，肿瘤常位于乳晕区或附近的皮下组织中。扪诊时可触及一个或数个直径≤3cm质稍软的肿块。边界清楚，可有压痛或阵发性疼痛，偶尔也会有放射样疼痛。而神经纤维瘤病可在表皮出现大小不一的咖啡牛奶斑，也可出现神经纤维瘤结节隆起于皮肤，质较硬，直径1～2cm，可单发也可多发，后期可有疼痛。

（四）鉴别诊断

（1）神经纤维肉瘤：如果切除后复发，肿瘤细胞丰富，有明显间变，核分裂多见，则是神经纤维肉瘤。

（2）神经鞘瘤：①神经纤维瘤无包膜，神经鞘瘤可有完整的包膜；②神经鞘瘤内血管扩张，管壁增厚，可放射透明变性，而神经纤维瘤内血管很丰富。

（五）治疗

对肿瘤体积较小者可做完整切除，一次治愈。如果肿瘤体积较大与周围组织粘连，特别是神经纤维瘤无完整包膜，与周围组织的界限不清，连同肿物周围的部分乳腺组织一并切除是治疗原则，术后很少复发。

五、乳腺错构瘤

乳腺错构瘤是一种由乳腺组织、脂肪组织、纤维组织混合在一起的乳房良性肿瘤。以乳房肿块为临床特点，多见于35～45岁的妇女，很少恶性病变。手术切除可达治疗目的。

（一）命名

由于本病是混合有不同数量的纤维组织、脂肪组织及乳腺导管和小叶组织所组成的乳房良性肿块，因此临床上命名也不甚统一。Prgm 见有纤维的肿瘤内夹杂着脂肪及乳腺组织，而又不同于纤维瘤，故称假性腺病。Egan 发现纤维腺体组织内包含着不同量的脂肪组织，在脂肪区域内散布有许多纤维和腺体组成的小岛，故称“腺脂肪瘤”。Durso Spalding 以同样的命名做了叙述。放射学称“混合瘤”，病理学又称“错构瘤”“纤维脂肪混合瘤”“脂肪纤维瘤”等多种名称。Puente 称“腺纤维脂肪病性增生”。以上命名均未能反映本病的真实性质和特点，显然这些命名是不妥当的。Arringoni 结合自己的临床所见，并按着 Albrecht 的标准提出了乳腺错构瘤这个名称。目前，临床工作者基本上用此名来介绍本病。

（二）发病率

本病是一种较少见的乳房良性肿瘤。Hessler 通过10000例乳腺X线片检查，仅发现16例（占0.16%）；Arringoni 在查阅20年的乳腺良性病理组织学检查材料中，仅发现10例。在300例乳腺X线片中，发现4例（占0.12%）。至今我国报道仅50例。曾有报道10年中经病理证实的在1013例乳腺病中有30例乳腺错构瘤，占全部乳腺手术标本的3%，占各种乳腺肿瘤的4.6%。因此可以说，标本并非太少见，这可能与临床及病理对此缺乏认识或认识不足有关。

（三）病因和病理

有学者认为本病的发生与妊娠和哺乳等激素变化有一定关系，且认为是发生本病的主要因素。从发病机制上看，是由于乳腺内的正常组织错乱组合，即由残留的乳腺管胚芽及纤维脂肪组织异常发育而构成瘤样畸形生长。有学者在报道乳腺错构瘤时认为其病因是，乳房胚芽迷走或异位，或胚芽部分发育异常致使乳腺正常结构成分紊乱所形成。

病理可分3个类型：①以乳腺的小叶为主者：腺性错构瘤。②以脂肪组织成分为主者：脂肪性错构瘤。③以纤维组织为主者：纤维性错构瘤。

（1）大体标本所见：首先乳腺错构瘤具有包膜，切面见脂肪和纤维成分混合存在的病灶脂肪组织特别丰富，肉眼观察类似脂肪瘤。

（2）显微镜观：显微镜下可见到发育良好的乳腺小叶或有异常增生的乳腺组织病灶，导管和小叶结构常有不同程度的改变，但仍清晰可见。另外，同时又有成熟的脂肪组织和纤维组织，3种成分不同比例混合存在，即是确诊本病的组织学依据。

如缺乏对本病的认识，未重视观察包膜或因取材不当，在切片上仅看到类似增生的乳腺小叶，可伴导管扩张，易被误诊为是小叶增生性腺病；仅看到脂肪组织时，易被误诊为脂肪瘤；看到小叶增生紊乱伴固有纤维组织增生未注意其他成分时，易被误诊为纤维腺瘤。乳腺错构瘤以脂肪组织为主时，要注意从切面呈星芒状灰白色区取材，找到少量腺体方可确诊。以腺纤维组织为主时，虽然乳腺小叶增生紊乱，与纤维瘤相似，但仔细观察其仍具有小叶结构并有少量脂肪成分时，即可确诊。该瘤中导管上皮可有增生，或伴导管扩张，长期带瘤者，腺导管上皮增生能否癌变有待进一步观察。

（四）临床表现

（1）发病年龄：本病多发生在中青年妇女，目前未见有男性发病的报道。多发生在25～35岁之间，也有文献报道在32～42岁之间多发病，另有文献报道在绝经后妇女常见。

（2）临床特点：本病最突出的表现为乳房有无任何不适的，呈圆形或椭圆形、质地柔软、周界清楚、活动度大的肿物。常在无意中发现，直径多在 2～8cm 之间。多在乳房的一侧外上象限，且在乳房基底部，单发为主，多发少见，有良性肿瘤的生长特点。一般在1～3年，发展缓慢，仅极少数有不同表现的微痛。

（五）辅助检查

X线检查：在X线片上可见肿物处乳腺组织密度增高，瘤体的结构和形态清晰，呈圆形或椭圆形，边缘光滑，界限清楚，肿物密度不均，外有紧密的包裹，乳腺组织失去指向乳头的三角形结构，瘤体将正常的乳腺组织推向一边。X线片呈现密度不均的低密度区是本病的特点。

（六）诊断

有无明显不适的乳房肿块，呈圆形或椭圆形，软硬不均，活动度大，无粘连，同时也可触及表面凸凹不平，软硬不均的肿块，乳头无溢液，腋下无肿大的淋巴结。

X 线片的最突出特点：瘤体结构和形状清晰，呈圆形或椭圆形，边缘光滑，界限清楚，肿物密度不均是其特点。

（七）治疗

本病是良性肿瘤，药物治疗及放射治疗无效。手术切除肿物是该病治疗的首选方法。切除肿物应严密止血，术后可不放引流条，均可一期缝合。所要提及的是：根据肿瘤位置和患者年龄选择不同的既能方便切除肿块又能使乳房外形不破坏的切口。放射状或弧状等切口可视情况选用。

（八）预后

本病为良性肿瘤，术后无复发也不影响乳房的功能。也有报道，术后局部组织可恢复正常结构。

六、乳房汗腺肌上皮瘤

乳房汗腺肌上皮瘤位居皮内孤立性肿瘤，偶尔为多发。可发生在乳房任何部位的皮肤上，瘤体质坚硬，表面皮肤正常，或轻微发红，直径多为0.5～2cm，往往易误诊为乳腺癌。

本病的组织学检查，首先肿瘤为包膜完整的界限清晰的实体瘤，其肿瘤的大多数细胞为肌上皮细胞，排列成带状或团块状，多位于边缘部分，可呈现不规则增生，向周围基质突入。其次为分泌细胞，位居中央，排列成团，细胞团块中间出现小管腔，有时肿瘤呈小叶结构。小叶中间有管腔，腔壁为分泌细胞，其余多为肌上皮细胞，此瘤位居皮内，易与癌区别。

本病行局部病变切除，即可达治疗目的。

七、乳房淋巴管瘤

发生于乳房的淋巴管瘤甚为少见，大多数为先天性。胚胎时遗留下来的淋巴管组织，后天生长成良性肿瘤。初期淋巴管可以发生扩张，一般为 1～3cm 大小，念珠状小球囊内含淋巴液。生长在乳腺真皮内的淋巴管瘤与周围组织边界不清、大小不定、质地柔软、无包膜、生长缓慢或停止生长。

根据淋巴管瘤的特征可分为：①单纯性淋巴管瘤，又称毛细淋巴管瘤。②海绵状淋巴管瘤。③囊性淋巴管瘤，又称囊性水瘤。④混合型淋巴管瘤。

（一）病理

（1）大体所见：①单纯性淋巴管瘤发生在真皮表面，呈疣状小颗粒。②海绵状淋巴管瘤可隆出于皮肤表面形成畸形，切面见有许多小囊腔状似海绵。③囊状淋巴管瘤，由多房性的囊腔构成，体积较大，不能压缩。

（2）镜下所见：①淋巴管瘤组织由许多管腔大小不等、管壁薄厚不一的淋巴管所构成，其腔内含有淋巴液。②毛细淋巴管瘤，腔隙小，肿瘤位于真皮的上部。③海绵状淋巴管瘤，由大而薄的淋巴管及丰富的纤维间质构成。④囊性淋巴管瘤，多位于真皮的深部，可有大的囊腔。囊壁较厚含有胶原，有时还可见断续的平滑肌。

（二）治疗

淋巴管瘤并非无害，可以生长很大，造成畸形。也可发生感染、破溃、肿胀等。单纯性淋巴管瘤，可用冷冻疗法（液氮）或用激光治疗。对 X 线也比较敏感。其余 2 型对射线不敏感，应进行手术治疗。海绵状淋巴管瘤切除范围应大（包括一部分正常组织在内），否则易于复发。

八、乳房骨瘤

骨瘤是骨组织常发生的一种良性肿瘤，发生于乳腺内实属罕见。一般患者于无意中发现乳房内有坚硬的肿块，体积不大，可以活动，界限清楚，表面光滑，不痛，生长缓慢。X 线检查显示乳内肿块显示为不与骨连接的骨组织。

（一）病理

（1）大体所见：瘤组织为椭圆形或结节状、色灰白、质坚硬、表面光滑，切面如骨组织。

（2）镜下所见：骨外膜可分为 2 层，外层为致密的胶原纤维，内层纤维少细胞多。在骨膜小梁周围可见少数成骨细胞和小血管。在骨松质内有数量不等、粗细不均、排列紊乱的成熟板状骨小梁，但无哈氏系统。

（二）治疗和预后

乳腺骨瘤是良性肿瘤。由于生长缓慢或停止生长，对身体无明显危害。对体积小或对乳腺功能无影响者，可以不必治疗。

九、乳腺颗粒细胞瘤

乳腺颗粒细胞瘤又称颗粒细胞肌母细胞瘤。好发全身各个部位，尤其舌部居多，占全部病例的 1/3，发生在乳房者占全部病例的 5%。其他部位如皮下、软组织、子宫、胃肠道等多处都有不同程度的发生。有文献报道，至今不足 1000 例。发病年龄小于乳腺癌患者，为 20～50 岁，女性多于男性。

以往认为本瘤来源于横纹肌母细胞；也有人认为来自神经周围的纤维细胞。近年来经过组织培养、组织化学和电子显微镜观察研究证明，是来自神经鞘的神经膜细胞（雪旺细胞）。乳腺的颗粒细胞瘤是源自乳腺区的软组织，而不是来自乳腺本身。

（一）病理

（1）大体所见：乳腺部的颗粒细胞瘤，直径一般不超过 2cm，无包膜或有假包膜，与周围组织界限不清。切面观为均质，呈浅黄色或灰白色，分叶状，中心有条索状结构，质地较硬，有时可见受累区皮肤凹陷，常误诊为癌。

（2）镜下特点：瘤细胞体积较大，呈多边形、椭圆形或圆形。通常边界清楚，细胞质丰富，并有均匀分布的嗜伊红颗粒。PAS 染色颗粒呈阳性反应。细胞核较小呈圆形或椭圆形，较一致。着色或深或浅，可有 1～2 个核仁，核分裂现像很少。常见瘤细胞与外围神经密切相关，常围绕神经鞘或在神经鞘内生长。排列紧密的瘤细胞，被结缔组织分割成大小不一的巢状、条索状。受累皮肤出现鳞状上皮假瘤样增生，并伴有角化过度及角珠形成。易被诊为高分化鳞状细胞癌。尤其是在冷冻切片时要注意与浸润性乳腺癌鉴别，此两点应引起注意。

（3）电镜所见：肿瘤细胞内有丰富颗粒，表现为界膜状的自噬空泡，空泡内充满颗粒，同时可见髓质样物质及线粒体，粗面内质网及微丝，细胞质内颗粒 PAS 阳性。

免疫组化：S100 阳性（＋＋）。

（二）临床表现

本病临床症状不明显，多在无意中发现乳腺皮下肿物。多见于乳腺的内上象限。触诊时可触及 0.5～2.0cm、质硬、圆形、较固定的无痛性结节。受累皮肤下陷，很易与乳腺癌相混淆。

（三）诊断和鉴别诊断

无任何症状的乳腺上出现的质地坚实、呈结节状或分叶状肿物。一般不超过 2cm 的肿块，界限不清，较为固定。大多为孤立性结节。有文献报道 10％～15％病例可多发。

组织学所见：瘤细胞较大，呈多边形或椭圆形，细胞质内均匀分布着 PAS 染色阳性颗粒。瘤细胞与外围神经密切相关。

本病应与恶性颗粒细胞瘤相鉴别。恶性颗粒细胞瘤，尤其临床表现为恶性，组织学所见似良性者，与本病很相似。只是细胞核略有增大，核分裂偶见。瘤体积较大，可＞5cm。鉴别诊断对本病来说更要密切结合临床，以免做出错误诊断。

（四）治疗

本病为良性肿瘤，仅行肿块切除或乳房区段切除后不复发不转移，可一次性治愈。对临床上有转移、浸润生长怀疑恶性者，可根据具体情况按恶性肿瘤处理。①乳腺颗粒细胞瘤不是发生于乳腺本身，而是发生于乳腺邻近的软组织。②乳腺颗粒细胞瘤良、恶性有时不易鉴别。病理改变呈良性肿瘤特性，而临床上有侵犯、转移等恶性肿瘤的特征，应按恶性肿瘤处理。③良性乳腺颗粒细胞瘤，只做肿物切除或区段切除即达目的，术后不复发、不转移。

十、临床经验和探讨

以上主要叙述的是乳腺良性肿瘤的诊治方法，它们临床表现的共同特征就是乳腺肿块，治疗方法也基本上都是以手术治疗为主。所以，我们在临床上凡是遇到乳腺肿块的患者，原则上均应建议其手术切除，并行病理组织学检查，这也就是乳腺疾病中“逢瘤必检”的原则。临床上鉴别乳腺肿瘤良恶性的唯一最准确的方法是病理学检查。

第五章　乳腺癌

乳腺癌是女性最常见的恶性肿瘤之一，在我国乳腺癌的发病率中占全身各种恶性肿瘤的7%～10%，在妇女中仅次于子宫癌，并且乳腺癌的发病率有逐年增高的趋势。早在2000年上海市女性的乳腺癌的发病率已达到52.98/10万，在女性的各种肿瘤中跃居首位，已成为威胁妇女健康的主要病因。它的发病常与遗传有关，年龄在40～60岁之间，绝经期前后的妇女发病率较高。它是一种通常发生在乳房腺上皮组织，严重影响妇女身心健康甚至危及生命的最常见的恶性肿瘤之一。乳腺癌男性罕见，仅为1%～2%的乳腺癌患者是男性。

第一节　乳腺癌的病因学探讨

（一）诱发乳腺癌的主要因素

（1）年龄：在女性中，发病率随着年龄的增长而上升。在月经初潮前罕见，20岁前亦少见，但20岁以后发病率迅速上升，45～50岁较高，但呈相对的平坦，绝经后发病率继续上升，到70岁左右达最高峰。死亡率也随年龄增加而上升，在25岁以后死亡率逐步上升，直到老年时始终保持上升趋势。

（2）遗传与家族因素：有家族史的妇女中如有第一级直系血亲家族的乳腺癌史者，其乳腺癌的危险性明显增高，是正常人群的2～3倍；且这种危险性与绝经前后患病及双侧或单侧患病的关系密切。绝经前乳腺癌患者的一级亲属危险性增加3倍，绝经后增加1.5倍；双侧乳腺癌患者一级亲属的危险性增加5倍；如果是绝经前妇女双侧乳腺癌，其一级亲属的危险性增加9倍，而同样情况对绝经后妇女的一级亲属危险性增加为4倍。乳腺癌家族史是一个重要危险因素，这可能是遗传易感性造成的，也可能是同一家族具有相同的生活环境所致。遗传异常的BRCA1或BRCA2基因突变也使乳腺癌发病危险性明显增高。

（3）其他乳房疾病史：有关乳腺癌发生的公认假设，为数年持续进展的细胞增至改变。正常乳管→管内增生→不典型管内增生→导管内原位癌→浸润性导管癌。在大部分女性体内导管内细胞的增殖导致了导管增生；少部分进一步发展为小叶原位癌和导管原位癌；部分最终发展为恶性浸润性癌。现有学者认为，不会增加癌变风险的良性乳腺疾病，包括腺病、乳腺导管扩张、单纯纤维腺瘤、纤维化、乳腺炎、轻度上皮增生、囊肿及大汗腺和鳞状上皮组织化生等。会轻度增加乳腺癌发病风险的良性乳腺疾病包括非单纯纤维腺瘤、中度或重度典型或非典型上皮增生、硬化性腺病和乳头状瘤。而不典型导管或小叶增生则会使乳腺癌发病的风险升高4～5倍，如果同时伴有一级亲属患有乳腺癌的，则可升高至10倍。

（4）月经初潮年龄、绝经年龄：初潮年龄＜12岁，绝经年龄＞55岁者，行经年数＞35年为各自独立的乳腺癌危险因素。初潮年龄＜12岁者乳腺癌发病的危险性为年龄＞17岁者的2.2倍；而绝经年龄＞55 岁者比＜45 岁的危险性也相应增加，绝经年龄越晚，乳腺癌的风险性就越高；行经期＞35 年比行经期＜25 年的妇女发生乳腺癌的危险性增加 2 倍。

（5）初产年龄、生育次数、哺乳月数：是 3 个密切相关的生育因素。首次怀孕年龄较晚、最后一次怀孕年龄较大都可增加患乳腺癌的危险度。生育次数增加则可降低乳腺癌发生的危险度。哺乳也可降低乳腺癌发生的危险性，随着哺乳时间的延长，乳腺癌发生的危险呈下降趋势，其机制可能与排卵周期的抑制而使雌激素水平下降，催乳素水平升高有关。

（6）口服避孕药和激素替代治疗：流行病学研究证实，乳腺癌发病危险增加与使用口服避孕药无关联或仅有轻微关联。但是，在某些特殊类型的女性中，使用口服避孕药会增加乳腺癌发生的危险度，包括一级亲属患有乳腺癌的女性和 BRCA1 基因携带者。并且，年龄较小时使用口服避孕药的女性和使用较早规格口服避孕药的女性发生乳腺癌的风险均较高。

绝经后妇女如长期服用雌激素或雌激素加孕激素替代治疗，可能会增加乳腺癌的危险性，特别是超过 5 年的长期治疗者。

（7）饮食与肥胖：长期在高脂肪膳食的情况下，肠道内细菌状态发生改变，肠道细菌通过代谢可能将来自胆汁的类固醇类物质转变为致癌的雌激素。高热量膳食可使妇女月经初潮提前和肥胖增加，肥胖妇女可代谢雌烯二酮成为脂肪组织中的雌激素，其血清雌酮也增高。这些因素都是可以增加乳腺癌的危险性。

（8）饮酒：近 20 年来，绝大多数流行病学研究均表明饮酒和乳腺癌发病危险的增加有关。随着酒精消耗量的增加，乳腺癌发病相对危险度持续升高，但是效应量很小；与不饮酒者相比，每天平均饮酒 12g 的女性（近似一个典型酒精饮料的量）乳腺癌发病的相对危险度为 1：10。

（9）吸烟：较早年龄开始主动吸烟的女性会使乳腺癌发病危险度轻度增加；未生育且平均每天吸烟≥20 支的女性及累计吸烟≥20 年的女性，乳腺癌发病的危险度明显增加。

（10）电离辐射：随着电离辐射暴露剂量增加，乳腺癌发病危险性升高。

（11）精神因素：性格内向、长期烦恼、悲伤、易怒、焦虑、紧张、疲倦等不良情绪，均可作为应激源刺激机体，产生一系列应激反应，通过心理→神经→内分泌→免疫轴的作用，导致机体免疫监视、杀伤功能降低，T 淋巴细胞减少，抑制抗癌瘤的免疫，在致癌因子参与下促使癌症的发生、发展。

（12）其他系统疾病：一些疾病如非胰岛素依赖型糖尿病会增加乳腺癌发病的危险性；而另一些疾病如子痫、先兆性子痫或妊娠期高血压疾病则会减少乳腺癌发病的危险性。

虽然许多乳腺癌危险因素都有很高的相对危险度，但是几乎没有一种乳腺癌的危险因素在人群中的影响高于 10%～15%。年龄是乳腺癌的最主要的危险因素之一。

（二）发病机制

（1）遗传因素：据 Li 报道，美国患有软组织恶性肿瘤的年轻人，而他们的孩子有的即患乳腺癌，这是乳腺癌综合征。研究证明，女性乳腺中有部分患者是由遗传基因的传递所致，即发病年龄越小，遗传倾向越大。随着遗传性乳腺癌发病机制的深入研究，将来可能会有一定的阐述。遗传性乳腺癌的特点：①发病年龄轻。②易双侧发病。③在绝经前患乳腺癌患者，其亲属亦易在绝经前发病。

（2）基因突变：癌基因可有两种协同的阶段但又有区别，即启动阶段和促发阶段。目前对癌基因及其产物与乳腺癌发生和发展的关系，已得出结论：有数种癌基因参与乳腺癌的形成；正常细胞第 1 次引入癌基因不一定会发生肿瘤，可能涉及多次才会发生癌；癌基因不仅在启动阶段参与细胞突变，而且在乳腺癌形成后仍起作用；在正常乳腺上皮细胞→增生→癌变过程中，可能有不同基因参与。①放射线照射可引起基因损伤，使染色体突变，导致乳腺癌发生。②内分泌激素对乳腺上皮细胞有刺激增生作用，有动物实验表明，雌激素主要作用于癌形成的促发阶段，而正常女性内分泌激素处于动态平衡状态，故乳腺癌的发生与内分泌紊乱有直接关系。雌激素、黄体酮、催乳素、雄激素和甲状腺激素等与乳腺癌的发生、发展均有关系。乳腺中的雌激素水平比血液中雌激素水平高若干倍。乳腺中的胆固醇及其氧化产物，即胆固醇环氧化物可诱发乳腺上皮细胞增生，且胆固醇环氧化物本身便是一种致突变、致癌、有细胞毒性的化合物。③外源性激素，如口服避孕药，治疗用雌激素、雄激素等，都可引起体内上述内分泌激素平衡失调，产生相应的效应。④饮食成分和某些代谢产物如脂肪与乳腺癌的关系：由动、植物油引起的高血脂症的小鼠乳腺肿瘤发生率增加。在致癌剂对小鼠的致癌作用的初始阶段，增加脂肪量不起作用，但在促发作用阶段，脂肪量增加，肿瘤增长迅速加快。

（3）机体免疫功能下降：机体免疫力下降，不能及时清除致癌物质和致癌物诱发的突变细胞，是乳腺癌发生的宿主方面的重要因素之一。随着年龄的增加，机体的免疫功能尤其是细胞免疫功能下降，这是大多数肿瘤包括乳腺癌易发生于中老年的原因之一。

（4）神经功能状况：乳腺癌患者不少在发病前有过精神创伤，表明高级神经系统过度紧张，可能为致癌剂的诱发突变提供有利条件。

第二节　乳腺癌的分类、病理和分级

（一）组织学分类

乳腺癌组织形态较为复杂，类型众多，需综合判断分类。乳腺癌多为混合型癌，即在同一块癌组织中，甚至同一张切片内可有两种以上类型的癌同时存在，对这种混合型癌常以占优势的成分诊断命名，次要成分可在其后备注。目前乳腺癌的分类，在实际应用中仍未统一，国内乳腺癌的分类如下。

1. 非浸润性癌

指癌瘤最早阶段，病变局限于乳腺导管或腺泡内，未突破基底膜时称非浸润癌。

（1）小叶原位癌：起源于小叶导管及末梢导管上皮的癌，癌细胞未突破末梢乳管或腺泡基底膜。此型占乳腺癌的 1.5%。病变组织切面呈粉红色半透明稍硬颗粒状区，病变大多呈多灶性，癌细胞体积较大，形态一致，排列紊乱；细胞质较丰富，淡色；细胞核稍大，染色质细致，分布较均匀，核分裂像少见。常累及双侧，发展缓慢。

（2）导管内癌：发生于中心导管的原位癌，癌细胞局限于导管内，未突破管壁基底膜。病变可累及导管范围广或呈多中心散在分布，根据癌细胞排列具有 4 种特征性图像：实性、粉刺状、乳头状和筛状，这 4 种图像常混合存在，但在一个肿瘤中常以某一图像为主。

2．早期浸润癌

从非浸润性癌到浸润性癌是一逐渐发展的过程。其间经过早期浸润阶段，根据形态的不同，分为两类。

（1）早期浸润小叶癌：小叶原位癌穿过基底膜，向小叶内间质浸润，但仍局限于小叶内，尚未浸润至小叶范围之外。

（2）早期浸润导管癌：导管内有少量癌细胞突破导管基底膜，开始生芽，向间质浸润，但浸润范围小。

3．浸润性癌

癌组织向间质内广泛浸润，形成各种形态癌组织与间质相混杂的图像。浸润型癌又分为浸润性特殊型癌和浸润性非特殊型癌。浸润性非特殊型癌又根据癌组织和间质比例多少分为单纯癌、硬癌、髓样癌。

（1）浸润性非特殊型癌：①浸润性导管癌：最常见的乳腺恶性肿瘤，导管中浸润成分不超过癌实质半量。若超过半量，则以其浸润性成分的主要形态命名。肉眼和显微镜下表现多样，肿瘤细胞常排列呈巢状、条索状和腺样结构。②浸润性小叶癌：小叶癌明显向小叶外浸润，包括小细胞型浸润癌。癌细胞形态似小叶原位癌，通常只有少量核分裂。癌细胞常呈单行线状，或围绕导管呈靶环状排列，亦可单个散布于纤维间质中。有时可见残存的小叶原位癌成分。③硬癌：占乳腺癌总数的 10%，癌实质少，纤维间质多为特点。体积小，质地硬，切面瓷白色，癌边缘呈蟹足状向周围浸润。④单纯癌：较多见，占乳腺癌一半以上。癌组织实质和纤维间质成分接近，癌细胞常集聚成小巢，片状或粗索状，也可有腺样结构。⑤腺癌：癌实质中腺管状结构占半量以上者。癌细胞异型性明显，腺管形态不规则，层次不等。⑥髓样癌：癌组织主质为多，间质少。瘤体可达巨大体积，切面灰白色，中心部常有坏死。根据间质中淋巴细胞浸润程度的不同，可分为两个亚型：淋巴细胞浸润少的为非典型髓样癌；浸润多者为典型髓样癌。后者预后好，常划入浸润性特殊型癌内。

（2）浸润性特殊型癌：①乳头状癌：大导管内癌，极少由大导管内乳头状瘤演变来。多见于 50～60 岁妇女，肿块单发或多发，部分有乳头溢液，大多血性，溢液涂片上可找到癌细胞。切面呈棕红色结节，质脆，结节内有粉红色腐肉样或乳头状组织。此癌生长缓慢，转移也较晚。当癌实质一半以上表现为腺管样结构时，可诊断为腺癌。②黏液腺癌：又称胶样癌，较少见。发病年龄大，生长缓慢，境界清楚，切面半透明胶冻样物，显微镜下可见癌组织中含有丰富黏液，黏液位于肿瘤细胞内或肿瘤细胞周围。单纯的黏液癌恶性程度较低，腋下淋巴转移较少见，预后较浸润性导管癌为好。③髓样癌伴大量淋巴细胞浸润：癌细胞较大，胞质丰富，淡嗜碱性，胞膜不清，常互相融合。胞核空泡状，核仁明显，分裂像多见。癌细胞密集，常呈片块状分布，偶见乳头状结构成弥漫分布。间质纤维少，癌周边界清楚，癌巢周围有厚层淋巴细胞浸润。④乳头乳晕湿疹样癌：又称 Paget 病。

此癌形态上特征为乳头、乳晕皮肤呈湿疹样改变和表皮内出现一种大而有特征性的 Paget 细胞。此癌多数合并于导管内癌和小叶原位癌，部分为浸润性导管癌等。⑤小管癌：又称管状癌，是一种高分化腺癌，癌细胞立方形或柱状，大小相当一致，异型性不明显，核分裂像少见。大部分癌细胞排列成大小比较规则的单层腺管，散乱浸润于间质中，引起纤维组织反应。⑥腺样囊性癌：又称腺囊癌，是一种具有特殊的筛状结构的浸润性癌。此肿瘤具有在唾液腺瘤中所见到的典型结构，由基底细胞样细胞形成大小、形态不一的片状或小巢，内有数目不等、大小较一致的圆形腔隙；腔面及细胞片块周围可见肌上皮细胞。此瘤在乳腺癌中并不常见。

4．其他罕见癌

（1）分泌型癌：癌细胞淡染，排列成条索、腺样或巢状，有显著的分泌现象。癌细胞内和腺样腔隙中有耐淀粉酶 PAS 阳性物质。此型预后较好，多见于儿童，不应与妊娠期妇女的导管癌相混淆。

（2）富脂质癌：又称脂质分泌型癌，癌细胞大，胞质透明或呈泡沫状，内含多量脂质，脂肪染色呈强阳性。胞核不规则，核仁明显。癌细胞排列方式不定，可伴有导管内癌或小叶原位癌成分。有些尚不清楚究竟来自小叶或导管的肿瘤被称为小细胞癌和印戒细胞癌等。

（3）腺纤维瘤癌变：腺纤维瘤内的腺上皮细胞部分或全部呈恶性状态，可表现为导管内癌或小叶原位癌，亦可进一步发展为浸润性癌。应排除其他型癌侵犯腺纤维瘤。

（4）乳头状瘤病癌变：乳头状瘤病的病变内出现灶性癌组织区、且两者在形态上有过渡性改变。但是，癌变区常表现为导管内癌。

（5）伴化生的癌：在乳腺癌组织中，除了可见到浸润性导管癌以外，偶可见到不同类型的化生性改变，如部分腺上皮形成扁平细胞；间质中出现骨、软骨成分等。这些肿瘤仍然归原来的组织类型，但需注明化生成分。常见的化生性改变有：鳞状上皮化生，梭形细胞化生、软骨和骨型化生及混合型化生，后者是前述类型的混合。

（二）分级

肿瘤的组织学分级与患者预后的关系早已引起肿瘤学家的重视。乳腺癌的分化程度与预后有十分密切的关系，但各种分级标准的差异颇大。乳腺癌组织学分级主要从腺管形成的程度、细胞核的多形性及核分裂计数 3 个方面进行评估。以下为不同的分级标准。

1．SBR 分级标准

（1）分化程度估计：根据形成腺管或乳头的能力。①整个肿瘤可看到为 1 分。②不容易发现为 3 分。③1 分与 3 分之间为 2 分。

（2）多形性：①核规则、类似乳腺上皮为 1 分。②核明显不规则，有巨核、畸形核为 3 分。③1 分与 3 分之间为 2 分。

（3）核分裂数（×400）：①1/10 HPF 为 1 分。②2/10 HPF 为 2 分。③＞2/10 HPF 为 3 分。

2．WHO 分级标准

（1）腺管形成：①＞75%为 1 分。②10%～75%为 2 分。③＜10%为 3 分。

（2）核的多形性：①核小、规则、形态一致为 1 分。②核的形状、大小有中等度的变化为 2 分。③核的形状、大小有明显变化为 3 分。

（3）核分裂数（×400）：①0～5/10 HPF 为 1 分。②6～10/10 HPF 为 2 分。③>11/10 HPF 为 3 分。

3．我国常见恶性肿瘤诊治规范的分级标准

（1）腺管形成：①有多数明显腺管为 1 分。②有中度分化腺管为 2 分。③细胞呈实性片块或条索状生长为 3 分。

（2）细胞核大小、形状及染色质不规则：①细胞核大小、形状及染色质一致为 1 分。②细胞核中度不规则为 2 分。③细胞核明显多形性为 3 分。

（3）染色质增多及核分裂像（×400）：①1/10 HPF 为 1 分。②2～3/10 HPF 为 2 分。③>3/10 HPF 为 3 分。

各标准的 3 项指标所确定的分数相加，3～5 分为Ⅰ级（分化好），6～7 分为Ⅱ级（中等分化），8～9 分为Ⅲ级（分化差）。

4．乳腺癌组织学分级的意义

乳腺癌组织学分级的预后意义早为大家所认识。我们对有 5 年以上随访的 476 例乳腺癌患者进行了分级研究，其结果是组织学分级和生存情况为Ⅰ级、Ⅱ级和Ⅲ级的 5 年生存率分别是 82%、63.4% 和 49.5%，其差别有显著性意义（$P<0.01$）。在同一临床分期内，患者的 5 年生存率随着组织学分级的提高而下降。

组织学分级与 DNA 增值指数和 DNA 倍体有关，分化好的乳腺癌增殖指数低，反之分化差的增值指数高。利用流式细胞证实了二倍体的乳腺癌，常常是分化好的，而异倍体的乳腺癌常常是分化差的。组织学分级和生长因子受体、癌基因产物的表达也有关，Ⅲ级乳腺癌常有上皮生长因子受体的表达，提示预后差。某些癌基因产物如 C-erbB-2 的表达提示患者预后较差，常在Ⅲ级乳腺癌中表达。

乳腺癌的组织学分级和组织学分型均为影响乳腺癌预后的病理因素，两者中组织学分级比分型对判断患者的预后更有意义。

虽然组织学分级和分型均为独立的预后因素，但淋巴结有无转移、肿瘤大小更是影响患者预后的重要因素。1982 年，Ilaybiffle 和 Elston 等认为与预后有关的 3 个因素：①肿瘤大小（病理测量）。②组织学的淋巴结分期。③组织学分级。并在 Cox 分析中得出预后指数的公式：预后指数＝0.2×肿瘤大小＋淋巴结分期＋组织学分级，预后指数增高的患者预后差，以后多量的病例分析也证实了他们的论点。

（三）临床分期

目前，最常用的国际 TNM 分类分期是为统一治疗设计和分析治疗效果是国际共同遵守的方案。

1．TNM 分期系统的一般法则

TNM 分期系统主要依据为疾病所累及的解剖范围，分类仅适用于癌，并需组织学证实。①T：原发肿瘤的范围，应有体格检查及影像学检查的资料。②N：区域淋巴结，分类依据体格检查及影像学检查。③M：远方转移状况，应根据体格检查及影像学检查。

2．国际抗癌联盟（UICC）分类分期

（1）临床分类：T：原发肿瘤；Tis：浸润前期癌（原位癌），非浸润性导管癌，非浸润性小叶癌，局限于乳头乳腺实质内无明显肿块的乳头乳晕湿疹样癌（Paget 病）；T_0：乳腺内未触及肿瘤；T_1：肿瘤最大直径≤2.0cm；T_{1a}：与胸肌筋膜或胸肌无粘连。T_{1b}：与胸肌筋膜或胸肌有粘连；T_2：肿瘤最大直径＞2.0cm，但≤5.0cm；T_{2a}：与胸肌筋膜或胸肌无粘连；T_{2b}：与胸肌筋膜或胸肌有粘连；T_3：肿瘤最大直径＞5.0cm，肿瘤为两个或更多；T_{3a}：与胸肌筋膜或胸肌无粘连；T_{3b}：与胸肌筋膜或胸肌有粘连；T_4：无论肿瘤大小，只要直接侵犯胸壁或皮肤，胸壁指肋骨、肋间肌和前锯肌，不包括胸大肌；T_{4a}：肿瘤与胸壁固定；T_{4b}：乳房皮肤水肿、浸润或溃疡（包括“橘皮”样病变，或局限于同侧乳房的卫星结节）；T_{4c}：包括 T_{4a} 和 T_{4b} 均存在；T_{4d}：炎性乳腺癌；Tx：肿瘤灶已被切除，资料不详。N：区域淋巴结；N_0：同侧腋窝未触及活动的肿大淋巴结；N_1：同侧腋窝有活动的淋巴结；N_{1a}：考虑淋巴结内无转移；N_{1b}：考虑淋巴结内有转移；N_2：同侧腋窝淋巴结融合成团或与其他组织粘连；N_3：同侧锁骨上、下淋巴结内转移或有上肢水肿（上肢水肿或因淋巴管阻塞所致）；Nx：淋巴结情况不详；M：远处转移；M_0：无远处转移证据；M_1：有远处转移，包括皮肤浸润超过同侧乳房；M_1：用下列标志进一步指明范围：肺 PUL；骨髓 MAR；骨 OSS；胸膜 PEL；肝 HEP；腹膜 PER；脑 BRA；皮肤 SKI；淋巴结 LYM；其他 OTH。

（2）临床分期：Tis：原位癌：乳头乳晕湿疹样癌（Paget 病）、非浸润性导管癌、非浸润性小叶癌。

Ⅰ期：$T_{1a}N_{0\sim1a}M_0$；$T_{1b}N_{0\sim1b}M_0$；$T_0N_{1b}M_0$。

Ⅱ期：$T_{1a\sim1b}N_{1b}M_0$；$T_{2a\sim2b}N_{0\sim1a}M_0$；$T_{2b}N_{1b}M_0$。

Ⅲ期：任何 T_3 和任何 NM_0；任何 T 和任何 N_2M_0；任何 T 和任何 N_3M_0。

Ⅳ期：任何 T，任何 N，M_1。

（四）病理分期

（1）pT：原发肿瘤：与 TNM 分类之 T 分类一致。要求标本周围切缘应无肉眼可见肿瘤，镜下才能发现的癌灶不影响分类。

（2）pN：区域淋巴结：要求手术切除的标本最少需包括腋窝低位组淋巴结，并且一般需包括 6 个或更多数目的淋巴结。①pNx：区域淋巴结无法分析（手术未包括该部分或过去已切除）。②pN_0：无区域淋巴结转移。③pN_1：同侧腋窝淋巴结转移，可活动：pN_{1a}：只有微小转移≤0.2cm；pN_{1b}：淋巴结转移＞0.2cm；pN_{1b}：Ⅰ：转移淋巴结 1～3 个，0.2cm＜转移灶＜2.0cm；pN_{1b}：Ⅱ：转移淋巴结 4 个或更多，0.2cm＜转移灶＜2.0cm；pN_{1b}：Ⅲ：淋巴结转移灶侵出包膜，＜2.0cm；pN_{1b}：Ⅳ：转移淋巴结＞2.0cm；④pN_2：同侧腋窝多个转移淋巴结互相融合或与其他组织固定。⑤pN_3：同侧内乳淋巴结转移。

（3）pM：远处转移：与临床 TNM 分类之 M 相同。

第三节　乳腺癌的临床表现和相关检查

（一）临床表现

乳腺癌的早期可无症状，随着病情发展，可能表现出局部及全身症状。

1. 肿块

肿块是乳腺癌的首发症状。特别是无痛性小肿块常为乳腺癌最早的征象特征。有国外报道，多数肿块位于外上象限，其次是内上及乳头乳晕区，下象限者较少。肿块大小不一，以 2～3cm 大小比较常见，多为单发，偶可多发。肿块多呈圆形或卵圆形，边界欠清，一般都为硬结，活动度都较差。

2. 疼痛

多数乳腺癌患者缺乏疼痛症状。由于疼痛发生较少，故乳腺癌不易被早期发现。疼痛常表现为乳腺刺痛、胀痛或隐痛，如癌周围伴有乳腺囊性增生也可出现周期性疼痛。

3. 乳房皮肤改变

乳腺组织被位于皮下的浅筋膜所包绕，深浅筋膜之间由 Cooper 韧带相连。由于浅筋膜与皮肤相连，当乳腺癌侵及乳腺间的 Cooper 韧带使之缩短时，会牵拉皮肤，使局部皮肤凹陷，如同酒窝，称“酒窝征”。另外，肿瘤直接与皮肤粘连也可能造成此种情况。酒窝征在乳腺癌较早时即可出现，在患侧手臂上下活动时更为明显。

（1）发红及肿胀：生长较快，体积较大的肿瘤，可出现皮肤表浅静脉怒张，肿瘤局部皮温升高。如肿瘤接近皮肤表面时，皮肤可发红。如癌细胞阻塞了皮下淋巴管，即可出现皮肤水肿，呈“橘皮”样变。

乳腺癌皮肤红肿以炎性乳腺癌最为典型，皮肤颜色浅红或深红，由局限的一块很快扩展到大部分乳腺，乃至全乳。在触诊时，整个乳腺增厚、变硬，皮温增高，且肿胀、粗糙，有明显的“橘皮”样变。

（2）皮肤破溃：肿瘤发展到晚期，肿块长大，可使皮肤隆起，如血液供应不足，随着皮肤发红，变薄，可发生破溃。患者常伴有疼痛，有时剧痛难忍。由于创面有大量的坏死组织及血性分泌物渗出，患者常因此出现消瘦、贫血征象。

（3）皮肤结节：结节分布在病变周围的皮肤时，称“卫星结节”，它是癌细胞沿淋巴管、乳腺导管或皮下筋膜梁索直接浸润于皮肤所致。“卫星结节”可单个或数个，后者多呈分散分布。

（4）铠甲癌：数个皮肤结节融合成片，覆盖着整个患侧胸壁，并可延及腋窝至背部，甚至可超过胸骨中线，延伸到对侧胸壁。厚硬成板块的皮肤好似古代士兵所穿的铠甲，故称“铠甲癌”。

4. 乳腺轮廓改变

当肿块较大时，乳腺可有局部隆起，乳腺增大。当肿瘤累及皮肤或胸肌时，可使乳房变硬，缩小。患者端坐时，患侧乳腺可抬高。

5. 乳头乳晕改变

（1）乳头回缩及朝向改变：乳头扁平、回缩、凹陷、朝向改变，直至完全缩入乳晕下，看不见乳头。乳腺癌所致的乳头下陷与先天性乳头内陷不同。后者经常可用手牵拉提出，而乳腺癌所致的乳头回缩不可能被拉出，而且凹陷的乳头下或周围可扪及肿块。

（2）乳头的湿疹样改变：最初为乳头瘙痒，乳头上皮增厚、脱屑，渗液，逐渐出现糜烂而反复结痂、剥脱，乳晕皮肤剥脱后出现红色肉芽，乳头可慢慢变平，最后消失。

6. 乳头溢液

乳头溢液伴肿块者，乳腺癌所占的比例较大。溢液可以是无色、乳白色、淡黄色、棕色、血性等；可以呈水样、血样、浆液性或脓性；溢液量可多可少，间隔时间也不一致。

7. 区域淋巴结肿大

（1）腋淋巴结转移：最为常见，转移灶较小时，淋巴结不肿大，或肿大不明显，较难触及。转移病变一般累及胸肌外侧淋巴结，触之多较硬，不规则，活动度欠佳，晚期可侵及锁骨上淋巴结。

（2）锁骨上淋巴结：转移淋巴结多位于左侧锁骨上窝或右侧锁骨上窝，病灶较硬，一般较小。

（3）内乳淋巴结：转移常不显著，术前无确诊的方法，只有在肿瘤生于乳房内半部时，则在扩大根治手术时才能发现。

（4）上肢水肿由腋窝淋巴结广泛转移：触诊可触到腋窝或锁骨上有固定、融合肿大的转移淋巴结。

8. 远处转移表现

乳腺癌可经血液或淋巴途径发生远方转移，好发部位以肺、胸膜、骨、肝、脑及软组织较多见。

（1）肺及胸膜转移：肺是乳腺癌常见的转移部位，常表现为结节性多发转移，多为双侧。可出现咳嗽及呼吸困难、咯血、胸痛等。胸膜转移主要表现为咳嗽，疲乏、虚弱、呼吸困难，部分患者有胸痛。

（2）骨转移：最易受累的部位依次为脊柱、肋骨、骨盆及长骨，亦可出现在肩胛骨、颅骨等。主要表现为疼痛。

（3）肝转移：肝转移灶较小时，并无特殊症状，当肿块较大或较广泛时可出现肝大、肝区疼痛、食欲下降、腹胀等。晚期可出现黄疸、腹腔积液等症。

（4）脑转移：脑转移主要表现为脑膜及脑实质转移，头痛及精神状态改变是常有的症状，并可出现脑功能不全、视力障碍等，如脊膜受到侵及可出现背痛、感觉障碍、膀胱功能障碍、排尿困难等。

（二）辅助检查

1. 超声检查

超声检查无损伤性，可以反复应用。对乳腺组织较致密者应用超声检查较有价值，但主要用途是鉴别肿块是囊性还是实性。超声检查对乳腺癌诊断的正确率为80%～85%，乳腺癌肿块外形多不规则，通常无包膜，边缘粗糙不整，多呈锯齿状、蟹足状；肿块内部回声多为低回声，也可呈中或高回声，分布强弱不均；可有散在、成簇或弥漫分布的针尖样或颗粒样钙化；肿块后方回声多衰减，可有皮肤或胸肌浸润；肿块血液供应丰富，呈粗大条状血流，可由外穿入，多有分支。

对于＜0.5cm的肿瘤，超声检查易漏诊。对较小的肿瘤超声检查的鉴别诊断也较困难。

2. X线检查

（1）乳腺X线摄片对乳腺癌的确诊率可达80%～90%。在乳腺良、恶性病变的鉴别诊断和乳腺癌早期诊断方面，目前还没有其他方法能够取代它，现常用的有钼靶和干板摄片两种方法。X线平片有以下特征时，要考虑为乳腺癌。①肿块影：在X线片上，乳腺癌患者肿块的显示率随乳腺类型及病理类型而异。脂肪型乳房显示率高，而年轻在又致密的乳房中，因腺体组织掩盖，肿块显示率较低。X线片上显示的肿块大小多小于临床触诊，此为恶性征象之一。大多数恶性肿块在X线片上表现为不规则或呈分叶状，无明显界限，中心密度高，有的其边缘有短的毛刺，外突而呈星芒状表现，或有僵直的索状带向外周延伸。有时肿块周围结构紊乱变形，可出现沙粒样钙化，有时可见增粗扭曲的血管影，或可见到临近皮肤增厚凹陷或乳头凹陷。肿块周围常有一模糊较透亮的晕环。②钙化影：钙化在乳腺癌诊断中占据特别重要的地位。有部分患者临床上扪不到肿块，在X线片上也可能没有肿块影，钙化是诊断的唯一阳性依据。典型的恶性钙化多表现为簇状分布，大小、数目、形态不一，常常是细沙粒状、细线状、条状、分叉状、不规则多角形或分支状等多种形态同时存在。

（2）乳腺导管造影：影像特征可因癌肿的浸润、梗阻、破坏而引起乳腺导管壁僵硬、局部狭窄、管壁不规则破坏或突然中断，或本应呈树枝状分支的导管树整体走向扭曲异常。

3．MRI 检查

MRI 检查对于小乳腺癌检出优于普通 X 线检查。MRI 检查以其良好的软组织分辨率和无 X 线辐射的优点，更适合乳腺的影像学检查。乳腺 MRI 检查对浸润性乳腺癌的检出率很高，达 86%～100%，特异性亦高达 90%以上，越来越多的临床研究显示 MRI 检查能检出乳腺 X 线摄影及临床上隐匿性的早期的小乳腺癌，且对致密型乳腺内乳腺癌病灶的检出及乳腺癌术前分期有显著优势。动态增强 MRI 检查对绝大多数乳腺肿瘤的鉴别诊断和乳腺癌的预后判断具有重要价值，对于意向行保乳根治术的乳腺癌患者，术前行常规乳腺 MRI 检查，对乳腺癌组织的病变范围、浸润程度做评估。而对乳腺癌保乳手术后并局部进行放射治疗的患者，对其早期局部复发病灶的检出，MRI 检查较 X 线及 B 超检查更有优势。

MRI 检查图像上显示肿块边缘不规则，可见较长的毛刺结构等，一般提示恶性肿瘤；相反，圆形、卵圆形边缘较光滑或略有分叶者常提示为良性肿块。病灶内部结构不甚均匀，部分区域显著强化而其他区域轻度强化，甚至仅见不规则边缘环形强化者，倾向于恶性病灶；而病灶内部较均匀，但有低信号，无明显强化的间隔常提示良性肿瘤。

4．乳腺导管内视镜检查

乳腺导管内视镜应用于检查有乳头溢液的患者，操作简单、痛苦小、影像清晰、病变定位准确、可重复操作，甚至可以进行活检，兼有治疗的作用。对于乳腺癌却表现为单纯乳头溢液、临床触不到肿块者，进行乳腺导管内视镜检查或活检，优于乳头溢液涂片细胞学检查和乳腺导管造影，可早期诊断乳管内乳腺癌。对部分良性病变的患者可以通过注药、局部治疗，减少盲目切除造成的组织损伤。

湘雅二医院 2003 年 12 月到 2007 年 9 月共行乳管镜检 1478 例，发现乳管内癌 25 例。乳管镜下乳管内的恶性肿瘤通常可呈灰白色或暗红色，一般无蒂，以宽大的基底与管壁相连；多位于主乳管和一级、二级乳管分支内，可见沿管壁环行分布或纵向伸展的不规则隆起，周围管壁僵硬、弹性差。

5．热图像检查

应用图像显示体表温度分布，由于癌细胞增殖块血运丰富则相应体表温度较周围组织高，用此差异可做出诊断。但是，这种诊断方法缺乏确切的图像标准，热异常部位与肿瘤不相对应，诊断符合率差，近年来渐少应用。

6．近红外线扫描

在显示器屏幕上可见到由浅到深灰色甚至黑色多个灰度中心的阴影，可大于实际肿块，而且边界不清，形状不规则，同时其周边伴有异常的血管影，粗大扭曲中断，呈放射状、条束状、鼠尾状或蝌蚪状。

7．CT 检查

可用于不能扪及的乳腺病变活检前定位，确诊乳腺癌的术前分期，检查乳腺后区、腋部及内乳淋巴结有无肿大，有助于制订治疗计划。

8．肿瘤标志物检查

在癌变过程中，由肿瘤细胞产生、分泌，直接释放细胞组织成分，并以抗原、酶、激素或代谢产物的形式存在于肿瘤细胞内或宿主体液中，这类物质被称为肿瘤标志物。

（1）癌胚抗原（CEA）：为非特异性抗原，在许多肿瘤及非肿瘤疾病中都有升高，无鉴别诊断价值，可手术的乳腺癌术前检查为20%～30%血中CEA含量升高，而晚期及转移性癌中则有50%～70%出现CEA高值。

（2）铁蛋白：血清铁蛋白反映体内铁的储存状态，在很多恶性肿瘤如白血病、胰腺癌、胃肠道肿瘤、乳腺癌中有铁蛋白的升高。

（3）单克隆抗体：用于乳腺癌诊断的单克隆抗体CA15-3对乳腺癌诊断符合率为33.3%～57%。

9．病理学检查

（1）乳头溢液细胞学检查：多用于单乳乳头溢液者。乳头溢液细胞学检查，经济方便，其诊断准确率在40%～70%，但假阳性率<4%，诊断阳性多可确诊。

（2）刮片细胞学检查：对乳头乳晕有湿疹样病变的患者可做印片或刮片检查，如能查见Paget细胞，有助于诊断湿疹样乳腺癌。

（3）针吸细胞学检查：有报道称，针吸细胞学检查对乳腺癌的准确率为76.3%，假阳性率<1%。一旦针吸发现癌细胞即可确诊，但阴性不能排除癌。对性质不定的乳腺肿块，均可做针吸活检，Dawson等认为细针穿刺抽吸细胞学检查是对年轻妇女乳腺病灶的较理想的检查方法，可避免延误诊断，改善患者预后。

（4）切除活检：临床检查高度怀疑为恶性者，最好住院。在做好根治性手术准备的情况下，先切除肿瘤及周围部分正常组织，送快速冷冻活检。一旦明确为乳腺癌诊断，一次性行根治性手术。只有对怀疑乳腺肿瘤良性可能较大者，才可在门诊局部麻醉下切除肿瘤送检，但如证实为恶性则需尽快入院行根治性手术。

（5）乳管内镜咬取活检：对乳头溢液者用导管内精细纤维内镜检查，发现肿物时咬取活检，对早期乳腺癌的诊断有重要价值，但阴性并不能排除癌。

（6）空芯针活检：空芯针活检简便、安全、微创。可获得较大的组织样本，与开放手术准确率相似，敏感性为92%～100%，特异性为94%～100%。原细针经皮穿刺活检因标本量不足，使多数人放弃它而选择有大切割针的空芯针活检。

湘雅二医院近3年来，对于乳腺肿块最大直径>1cm者采用空芯针活检，都能达到确诊的目的。我们的体会是采用空芯针活检，对病灶的不同区域进行多处采样，才能确保标本的准确性。在大多数情况下，准确的病灶取样需要4～5个标本，这样才可以确保得到反映病灶真实性的活检标本。如采用自动活检枪需要进行多次穿刺以获取多条组织标本。

（7）超声引导下麦默通（Mammotome）微创活检：麦默通是利用真空将组织吸入取样盒中，然后用高速旋转刀将肿瘤切除，再将肿瘤吸入到体外一盒子中。麦默通系统活检，一次穿刺，多次取样，切除标本量大，病理诊断准确，能满足乳腺癌免疫组化指标测定的要求。皮肤小切口（<3mm），微创，美容效果好，无乳腺组织变形，无术后活动不便。尤其对那些不能扪及肿块的病变，配合B

超或最先进的钼靶定位系统及MRI检查，能提供更为准确的组织学诊断结果。有研究表明，麦默通活检可以完全解决小的良性肿瘤，用这种方法可以有效治疗乳腺小的良性病变。目前有临床试验研究是否可用这一设备作为手术切除肿块治疗小的乳腺癌的替代治疗。

乳腺癌的诊断，无论采用何种方法检查，但最终仍需由病理切片检查确诊。

第四节　乳腺癌的诊断和鉴别诊断

（一）诊断

乳腺癌的诊断方法很多，常用的是彩色B超检查，普查常用的是乳腺钼靶片，最准确和最终确定诊断的是病理诊断。一般先行影像学检查，如有怀疑再进行病理检查。随着西医的病理结果与中医证型密切关系的深入研究，乳腺的中医诊断也不可轻视，诊断的最终目的是治疗，中西医联合诊断会对合理的中西医综合治疗起到重大的推动作用。

（1）影像学检查：乳腺的影像学检查方法包括B超声检查、X线检查、乳腺导管内视镜检查、CT检查、MRI检查等。

（2）病理学检查：是确诊乳腺癌的金标准。

（3）诊断乳腺癌方法的评价：综合评价针吸细胞学检查、癌细胞DNA含量分析、癌胚抗原检测和乳腺钼靶片在诊断乳腺癌中的作用，其中以针吸细胞学检查诊断符合率最高，为85.35%；流式细胞术测定细胞DNA含量的假阳性率最高，为34.20%；钼靶X线摄片的假阴性率最高，为44.54%；而4项指标联合诊断使乳腺癌诊断符合率提高到92.35%，假阳性率降至1.96%，假阴性率降至5.93%。4项指标联合诊断可以明显提高乳腺癌的正确诊断率，并有助于早期诊断。

乳腺针吸细胞学检查不仅对乳腺疾病诊断有重要实用价值，而且对乳腺癌早期诊断及分型诊断有重要价值，特别对鉴别乳腺增生及乳房纤维腺瘤有否癌变有重要指导意义。穿刺成功率高达100%，早期诊断率为16.9%，总诊断准确率高达98.6%。乳腺针吸细胞学检查具有创伤小、简单快速、安全可靠、经济实用、结果准确等优点，各项技术指标明显高于传统的诊断方法，是目前任何方法无法取代的，有较高推广实用价值。

（4）中医证型与西医病理的相关性：研究肝郁痰凝型乳腺癌的钼靶X线影像特点，探讨其病理基础。如在肝郁痰凝型乳腺癌中，乳腺类型以致密型及混合型居多（占78%）；异常血管征及透环征出现频率较高（占80%以上）；腋淋巴结转移出现频率偏低（占12%）。

（二）鉴别诊断

（1）乳腺增生：又称乳腺结构不良，是妇女最常见的非炎性、非肿瘤性乳腺疾病。多因妇女内分泌功能紊乱引起。发病年龄多为20～40岁，发达国家发病率可达1/3，国内占50%，主要表现为乳腺组织增厚，稍晚则可触到大小不等的结节，与皮肤和乳腺后方均无粘连。好发生在乳腺外上象限，多为双侧。患者多伴有不同程度的疼痛，月经前明显，月经来潮后即可缓解或解除。

（2）乳腺导管扩张：又称浆细胞性乳腺炎，多发生在37～50岁中年妇女。主要表现为乳房疼痛，乳头溢液，乳头可内陷，极似乳腺癌。

以下各点可与乳腺癌鉴别：①患者年龄较轻，多在 40 岁左右。②乳头溢液多为浆液性或脓性，少数也可为血性。③乳头或乳晕下有时可触到增粗的乳管。④乳房肿块多位于乳晕周围，伴有疼痛，与大导管关系密切。⑤乳腺有炎性表现或有炎症病史和哺乳障碍史，乳房肿块可有缩小或增大的情形。⑥乳管造影可显示导管扩张。⑦乳头溢液有大量的炎细胞。⑧乳腺肿块穿刺可见大量炎细胞或脓细胞。⑨腋窝淋巴结肿大，质较软并有压痛。

（3）乳腺结核：乳腺结核有以下特点。①患者多为中青年妇女。②多数有结核病史，或有其他部位的结核。③病变都有炎症史，肿块时大时小，对抗结核药治疗有效。④肿块局部可有发红、破溃等症状，部分囊肿有囊性感。⑤肿块针吸可见有干酪样组织，有稀薄的脓液。⑥有乳头溢液史，可为脓性。⑦少数患者的乳头溢液或针吸出的脓液，涂片可见有结核分枝杆菌。⑧乳腺 X 线检查多数无异常，并有呈淡阴影者。⑨有乳腺结核与乳腺癌有并存者，占 5%。

（4）乳腺脂肪坏死：主要鉴别分析如下。①缺乏特征性临床表现，本病肿块一般较硬，形态不规则，酷似乳腺癌。一般在临床上分 2 型：腺体外型，表浅，位于乳腺的皮下，形态不规则，有炎性改变，易诊断为乳腺结核；腺体内型，肿块位于乳腺实质内，缺乏特征，易被误诊为乳腺癌。②缺乏有效的辅助检查，尤其是中老年妇女，肿块位于皮下，且肿块不见增长或有缩小情形，并有乳腺外伤史。转移淋巴结应做切除活检。

（5）急性乳腺炎：常见于分泌性乳房，特别是初产后 3～4 周，病原菌大多数是金黄色葡萄球菌和少数为链球菌，感染途径多因乳头皲裂处逆行感染所致。也可因细菌直接侵入乳管，上行至腺小叶引起感染。

开始时乳腺局部表现红、肿、热、痛，以及周围淋巴结肿大，当形成坏死液化时，可有脓肿。乳房肿大，活动性强，变硬有压痛，形成脓肿时，肿块软化有波动感。同时感全身不适，寒颤、高热。X 线表现结构界限较明显模糊的片状致密影，皮肤增厚，皮下脂肪显示紊乱，有较多的血管和淋巴管阴影，并出现条索状结缔组织模糊影，有时可伴有泥沙样钙化病灶。

急性乳腺炎与乳腺癌比较：①乳腺皮肤无“橘皮”样改变，无“卫星结节”。②乳腺肿块很少占据全乳，半数以上有囊性感。③乳腺肿块较少见。④多数患者体温及白细胞计数增高。⑤消炎治疗有效。⑥针吸多为脓液或有炎细胞，有助于诊断。

（6）慢性乳腺炎及脓肿：常有脓肿形成，触之为肿块，边缘不清，呈囊性感，可有轻压痛，与周围组织有轻度粘连感。X 线所见为局部致密的片状影，边界不清，皮肤稍增厚。乳腺脓肿可表现为边缘较清楚的圆形或椭圆形不规则的致密阴影，中心部位无结构，周围可因水肿密度较淡。

（7）乳腺单纯囊肿：在乳腺中部较为常见，多由于乳腺导管上皮细胞增生、增多，导致导管延长、迂曲、折叠，在折叠处导管由于缺血可发生坏死，形成囊肿，以后管壁萎缩。X 线平片上表现为圆形、椭圆形致密阴影，密度均匀，边缘光滑锐利，由于囊肿挤压周围的脂肪组织而出现透亮晕。单发囊肿为圆形，多发囊肿为椭圆形，囊壁光滑整齐。

（8）积乳囊肿：较少见。在哺乳期因某一乳管阻塞，即形成囊肿。囊肿可单发或多发，呈灰白色，内含乳汁或干酪样物质。囊壁厚薄不一，大小不等，可发生在任何部位，以较深的乳腺部位最为常见。X 线显示圆形或椭圆形的透亮区，体积小，一般为 1～1.5cm，偶见有＞3cm 者，边缘光滑锐利，密度稍低于脂肪。

（9）乳房纤维腺瘤：多发生于 20～25 岁青年妇女，由腺体和纤维组织所构成，有青春型和巨纤维腺瘤型两种，但无质的不同。本病的发生与雌激素有密切关系，有单发和多发 2 种。单发的乳房纤维腺瘤好发于乳腺外上象限，多为较小的卵圆形肿块，月经初潮前生长的乳房纤维腺瘤都可生长较大。表面光滑，质坚韧，肿瘤边界清楚，与皮肤和周围组织无粘连，在乳房内容易推动，触之有滑动感。生长缓慢，数年内可无变化，但妊娠期可迅速增大。多发性乳房纤维腺瘤表现均匀一致，中等硬度，大小不等。较大的可呈分叶状、光滑、质韧、边界清楚，肿瘤中心有钙化颗粒。

乳房纤维腺瘤外有包膜，切面呈灰白色，有光亮，不平滑，肉眼可见切面有多数不规则的裂隙为扩张的乳管。

巨纤维腺瘤 X 线平片可见为密度均匀的巨大肿块影，呈分叶状。周围组织被压形成透亮区，肿瘤中心可有钙化影，附近多伴有血管增粗和曲张。

乳房纤维腺瘤虽瘤体很小，但恶性变的机会较大，因此还必须认真治疗。

（10）乳管内乳头状瘤：多发生在 40～50 岁的妇女，75％发生在接近乳头的大乳管内，或发生在乳头附近与乳管相连的囊肿内。可单发也可多发。瘤体很小，但常带有绒毛及较多的薄壁血管，极易出血。

临床多无疼痛，在非月经周期间乳头溢出血性液体，肿块多摸不到，如果查到肿块，多为几毫米直径，位于乳晕区。乳瘤常呈圆形，质较硬，不与皮肤有粘连，可推动，轻压此肿瘤，即可有乳头血性溢液。

乳管内乳头状瘤 6％～8％可癌变，故术前应做血管造影，以明确诊断。手术应切除彻底，以患病乳管及其周围腺体组织一并切除，以免后患。年龄较大的妇女，应做乳房单纯切除。

第五节　乳腺癌的综合治疗

乳腺癌治疗学的研究是癌症治疗的典范。手术、化学药物治疗、放射治疗、内分泌治疗及生物治疗等在乳腺癌治疗中都有一定的疗效。乳腺癌的治疗原则仍是以外科手术为主的综合治疗。因此，外科治疗在乳腺癌治疗中的地位相当显著。自从 1894 年 Halsted 创立了经典的乳腺癌根治术以后的 100 多年间，乳腺癌的外科治疗模式发生了多次变革，而最大的变革是 20 世纪后 30 年间迅速发展的保乳、保腋窝等新的治疗方法，使外科治疗模式从“可以耐受的最大治疗”转变到“最小有效治疗”的理性手术方式上来；使乳腺癌的治疗从单一的解剖生物学模式向生物→心理→社会学模式转化。

一、手术治疗

手术治疗仍为乳腺癌的主要治疗手段之一。术式有多种，对其选择尚缺乏统一意见，总的发展趋势是尽量减少手术破坏，在设备条件允许的情况下对早期乳腺癌患者尽力保留乳房外形。无论选用何种术式，都必须严格掌握以根治为主，保留功能及外形为辅的原则。

（一）全乳切除的乳腺癌根治术

1．手术适应证

对乳腺癌全乳切除的手术适应证为符合 TNM 分期的 0、Ⅰ、Ⅱ期及部分Ⅲ期而无手术禁忌证的患者。

2．手术禁忌证

（1）全身性禁忌证：①肿瘤远处转移者。②年老体弱不能耐受手术者。③一般情况差，呈现恶病质者。④重要脏器功能障碍不能耐受手术者。

（2）局部病灶的禁忌证：Ⅲ期患者出现下列情况之一者：①乳房皮肤“橘皮”样水肿超过乳房面积的一半。②乳房皮肤出现卫星状结节。③乳腺癌侵犯胸壁。④临床检查胸骨旁淋巴结肿大且证实为转移。⑤患侧上肢水肿。⑥锁骨上淋巴结病理证实为转移。⑦炎性乳腺癌。有下列 5 种情况任何两项及以上者。①肿瘤破溃。②乳房皮肤“橘皮”样水肿占全乳房面积 1/3 以内。③癌瘤与胸大肌固定。④腋淋巴结最大长径＞2.5cm。⑤腋淋巴结彼此粘连或与皮肤、深部组织粘连。

3．手术方式

（1）腺癌根治术（经典根治术）：1894 年 Halsted 和 Meger 分别发表乳腺癌根治术操作方法的手术原则。①原发灶及区域淋巴结应做整块切除。②切除全部乳腺及胸大肌、胸小肌。③腋淋巴结做整块彻底地切除。之后，Hangensen 改进了乳腺癌根治手术，强调手术操作应特别彻底，主要有以下 4 点：①细致剥离皮瓣。②皮瓣完全分离后，从胸壁上将胸大肌、胸小肌切断，向外翻起。③解剖腋窝，胸长神经应予以保留，如腋窝无明显肿大淋巴结者则胸背神经亦可以保留。④胸壁缺损一律予以植皮。现临床上主要适用于Ⅱ、Ⅲ期乳腺癌、肿瘤与胸大肌或其筋膜有粘连、临床腋窝淋巴结有明显肿大或胸肌间淋巴结受累者。

术中常见并发症有以下 2 种：①腋静脉损伤：多因在解剖腋静脉周围脂肪及淋巴组织时，解剖不清，或因切断腋静脉分支时，过于接近腋静脉主干所致。因此，清楚暴露及保留少许分支断端，甚为重要。②气胸：在切断胸大肌、胸小肌的肋骨上端时，有时因钳夹胸壁的小血管穿通支，下钳过深，而致触破肋间肌及胸膜，造成张力性气胸。

术后并发症有以下 4 种：①皮下积液：多因皮片固定不佳或引流不畅所致。可采用皮下与胸壁组织间多处缝合固定及持续负压引流而防止积液。②皮片坏死：皮肤缝合过紧及皮片过薄等均可为其发生原因。皮肤缺损较多时，宜采用植皮。③患侧上肢水肿：多与术中损伤腋静脉收纳上肢回流的属支、淋巴管有关。④患侧上肢抬举受限：主要是术后活动减少，皮下瘢痕牵引所致。因此，要求术后及早进行功能锻炼，一般应在术后 1 个月左右基本可达到抬举自如程度。

（2）乳腺癌扩大根治术：乳腺癌扩大根治术包括乳腺癌根治术＋内乳淋巴结清除术，内乳淋巴结清除即清除 1～4 肋间淋巴结，术时需切除第 2、第 3、第 4 肋软骨。手术方式有胸膜内法及胸膜外法，前者创伤大，并发症多，因而多用后者。

该术式目前非常规术式，但仍可选择性地用于部分Ⅱ、Ⅲ期病例。该术式有助于了解内乳淋巴结有无转移，同时清除了内乳淋巴结，对内乳淋巴结可能有转移的患者可避免术后内乳区的放射治疗，从而可大大地降低因放射治疗导致的心脏毒性。

（3）乳腺癌改良根治术：乳腺癌改良根治术包括乳房单纯切除术＋腋窝淋巴结清扫术。主要用于Ⅰ、Ⅱ期及Ⅲa期的浸润性乳腺癌。对临床Ⅰ期及Ⅱa期病例，可以考虑做保乳手术，或改良根治术。①Ⅰ式：保留胸大肌、胸小肌。皮肤切口及皮瓣分离原则同根治术。先做全乳切除（胸大肌外科筋膜一并切除），将全乳解剖至腋侧，然后行腋淋巴结清除，清除范围基本同根治术。胸前神经应予保留。最后，将全乳和腋淋巴组织整块切除。②Ⅱ式：保留胸大肌，切除胸小肌。皮肤切口等步骤同前，将乳房解离至胸大肌外缘后，切断胸大肌第4、第5、第6肋的附着点并翻向上方以扩大术野，在肩胛骨喙突部切断胸小肌附着点，以下步骤同根治术，但须注意保留胸前神经及伴行血管，最后将全乳腺、胸小肌及腋下淋巴组织整块切除。

（二）保留乳房的手术

保乳根治手术及其保乳治疗模式，是乳腺癌人性化治疗的典范。20世纪70年代，意大利的Veronesi率先开展乳房象限切除加全乳放射治疗早期乳腺癌的米兰试验；之后Fisher开展了美国外科辅助乳腺和肠癌计划（NSABP）B-06试验，研究肿块切除联合放射治疗乳腺癌。到2002年，这两项试验的20年随访结果显示：保乳根治手术组与乳腺癌改良根治术组患者的长期生存期相似；为保乳手术替代根治术用于早期浸润性乳腺癌的治疗提供了强有力的理论依据。

近年来，随着乳腺癌早期诊断系统的完善，早期乳腺癌诊断率大大提高。越来越多的患者将接受保乳治疗。保乳手术率在欧美达到50%。第9届全国乳腺癌会议统计，北京肿瘤医院近5年的保乳率为38.1%，其中2006年为51%。湘雅二医院2003年6月至2007年5月共收治乳腺癌患者1438例，其中临床分期Ⅰ～Ⅱ乳腺癌1121例，126例进行了保乳根治术，保乳率为11.24%。我们认为随着生活质量的改善和普及，保乳手术将成为早期乳腺癌外科治疗中的最佳选择。

保乳手术的适应证：①肿瘤较小、肿瘤直径＜3cm者，适用于临床T_1及部分T_2以下病灶。②周围型肿瘤，位于乳晕下者常不适宜。③单发性病灶。④肿瘤边界清楚，如肉眼或显微镜下看不到清楚边界者常不适宜。⑤腋淋巴结无明确转移者。

保乳手术的绝对禁忌证：既往曾对乳房或胸壁进行放疗；需要在妊娠期间进行放疗；弥散分布恶性或可疑恶性微小钙化点；多中心性病变，不可能通过单一切口的局部切除达到切缘阴性且不致影响美观；病理学切缘阳性。

保乳手术的相对禁忌证：累及皮肤的活动性结缔组织疾病（尤其是系统性硬化病和红斑狼疮）；肿瘤＞5cm；局灶性切缘阳性。

影响保乳手术治疗的预后效果与以下因素有关：①肿瘤切缘必须有正常的边界，如果切缘有足够的正常组织者预后较好。②原发肿瘤的大小及组织学分级。③术后放射治疗，术后如不做放射治疗，局部复发率较高。

影响保乳根治手术美容效果的因素主要有以下3点。

（1）切口设计：在乳房上半部分，应选择弧形或横向切口；在乳房下半部分应选择放射状切口；在乳房下半部分如需做弧形切口应尽量避免切除皮肤；乳房与腋窝分别做一切口，美容效果比较理想。

（2）组织切除量：手术切除量的多少直接影响保乳的疗效。切缘距肿瘤边缘近，切缘阳性率高；切缘距肿瘤边缘远，切除组织量多，影响乳房外形。有人提出切缘距肿瘤 2cm 比较合适。实际上切除量与原乳房大小有关。中国女性乳房多较小，我们认为，切除肿瘤周围 1cm 的正常组织较为合适。

（3）残腔不要拉拢缝合：肿瘤及周围组织切除体积较大时，所形成的残腔不要拉拢缝合才能保证美容效果。残腔自然状态下愈合能保证乳房形态自然。我们为了促进愈合应用生物蛋白胶充填残腔是比较好的方法。

（三）乳房单纯切除术

作为一种古老术式而曾经被乳腺癌根治术所取代。近年来，随着乳腺癌生物学的发展，而全乳切除术又重新引起重视。

乳房单纯切除术的适应证。

（1）对非浸润性或腋窝淋巴结无转移的早期病例，术后可以不加放射治疗。

（2）对局部较晚期乳腺癌用单纯切除术后辅以放疗。如果从日益增长的美容学要求看，全乳切除术仍需要复杂的乳房再造术，将不适于中青年妇女的早期病。因此，它的主要适应证应限于年老体衰者或某些只能行姑息切除的晚期病例。

（四）乳腺癌前哨淋巴结活检

前哨淋巴结是原发肿瘤引流区域淋巴结中的一个特殊淋巴结，是原发肿瘤发生淋巴结转移所必经的第一站。前哨淋巴结作为有效的屏障，可暂时阻止肿瘤的进一步扩散，如前哨淋巴结无肿瘤转移，理论上原发肿瘤引流区域中其他淋巴结就不会发生转移。据 Krag 首先报道，采用放射性核素，用于乳腺癌前哨淋巴结活检；Giuliano 报道了用染料作为示踪剂行乳腺癌前哨淋巴结活检。目前，前哨淋巴结活检在一些国外肿瘤中心已作为乳腺癌常规手术替代腋窝淋巴结清扫。国内乳腺癌前哨淋巴结活检始于近 5 年。复旦大学肿瘤医院沈坤炜等使用 ^{99m}Tc 硫胶体为示踪剂先后对 70 例患者进行了前哨淋巴结活检。研究将前哨淋巴结活检与随后的腋窝淋巴结清扫的病理结果进行了比较，结果前哨淋巴结活检的发现率为 95.7%（67/70），前哨淋巴结和淋巴结清扫的病理结果的符合率为 92.53%，在肿瘤＜2cm 的 26 例患者中符合率 100%。第 9 届全国乳腺癌会议期间，山东肿瘤医院报道中国早期乳腺癌前哨淋巴结活检术替代腋窝清扫术的多中心研究：自 2002 年 1 月至 2007 年 6 月，9 个研究中心共入组早期乳腺癌患者 2020 例。前哨淋巴结活检术替代腋窝清扫占 77.5%，结果令人鼓舞。大多数研究数据表明，前哨淋巴结活检具有高准确率和低阳性率特点，预测腋窝淋巴结是否癌转移的准确率高达 95%～98%。乳腺癌前哨淋巴结活检术的应用，以其创伤小、准确率高、较好识别腋窝淋巴结是否转移，从而指导选择性进行腋窝淋巴结清扫，切除那些最有可能发生肿瘤转移的淋巴结，并根据前哨淋巴结的病理检查结果，决定进一步的治疗方案。

目前，乳腺癌前哨淋巴结活检主要适用于临床体检腋窝淋巴结阴性的乳腺癌患者。不宜行前哨淋巴结活检者包括：乳腺多原发病灶；患侧乳腺或腋窝已接受过放射治疗；患者腋窝淋巴结已行活检；乳腺原位癌；妊娠、哺乳期乳腺癌；示踪剂过敏。

乳腺癌前哨淋巴结活检的开展仍存在一些有争议的问题。

（1）对操作者有要求，因其成功与否都与操作者的经验有着密切的关系。美国纽约纪念医院提出开展前哨淋巴结活检的低年资医师应在高年资医师的协助下完成10例活检，方可独立开展此项工作。

（2）对前哨淋巴结示踪剂的注射方法仍存在分歧。尽管目前采用乳晕旁注射、肿瘤周围及皮下注射等方法，前哨淋巴结活检的成功率能达到较高的水平，但是由此而发现的淋巴结能否完全反映该肿瘤引流区的前哨淋巴结尚有不同见解。

（3）内乳淋巴结的活检仍有争议，内乳区也是乳腺癌淋巴道转移的第一站，其转移率为16%～20%，腋窝淋巴结无转移时单独内乳淋巴结转移率为 5%。但也有学者提出没有必要进行内乳淋巴结的前哨淋巴结活检，因为它会增加手术的并发症，并且影响美观。

（五）乳腺癌术后乳房重建

乳房切除术后可进行乳房重建术，乳房重建可使用乳房假体、自体组织（“皮瓣”）或结合两者进行重建（如背阔肌皮瓣、假体联合重建）。

乳房切除后的重建可以在乳房切除的同时进行（称“即刻重建”），也可在肿瘤治疗结束后某个时间进行（称“延迟重建”）。如需行乳房切除术后放射治疗，若采用自体组织重建乳房，一般首选在放射治疗结束后进行延迟重建术，因为放射治疗会导致重建乳房美容效果受损；当使用假体重建乳房时，首选即刻重建而非延迟重建，以避免受照射皮瓣的组织膨胀。即刻乳房假体重建患者术后若接受放射治疗，其假体包膜挛缩的发生率增加。将组织扩张器更换为永久性植入体的手术可在放射治疗前进行，也可在放射治疗结束后进行。

总之，乳腺外科治疗的发展趋势强调提高生活质量的保乳治疗模式，在保证生存期的前提下注重乳房的美容效果。积极探索微创手术在乳腺癌诊治中的作用。强调多学科协作的综合治疗，按个体化方案选择最佳方式达到最优效果。

二、化学药物治疗

（一）辅助化学药物治疗的原理

多数乳腺癌为一全身性疾病目前已被众多的实验研究和临床观察所证实。当乳腺癌发展到＞1cm，在临床上可触及肿块时，往往已是全身性疾病，可存在远处微小转移灶，只是用目前的检查方法尚不能发现而已。手术治疗的目的在于使原发肿瘤及区域淋巴结得到最大限度的局部控制，减少局部复发，提高生存率。但是，在肿瘤切除以后，体内仍存在残余的肿瘤细胞。基于乳腺癌在确诊时已是一种全身性疾病的概念，全身化学药物治疗（简称化疗）的目的就是根除机体内残余的肿瘤细胞以提高外科手术的治愈率。自20世纪70、80年代，大量的临床试验证实化疗能明显提高乳腺癌患者的生存率、改善患者的生存质量，化疗便成为浸润性乳腺癌的主要疗法之一。

（二）术后辅助化疗

1. 术后辅助化疗的适应证

（1）腋窝淋巴结阳性的绝经前妇女，不论雌激素受体情况如何，均用已规定的联合化疗，应当作为标准的处理方案。

（2）腋窝淋巴结阳性和雌激素受体阳性的绝经后妇女，应当首选抗雌激素治疗。

（3）腋窝淋巴结阳性而雌激素受体阴性的绝经后妇女，可以考虑化疗，但不作为标准方案推荐。

（4）腋窝淋巴结阴性的绝经前妇女，并不普遍推荐辅助治疗，但某些高危患者应当考虑辅助化疗。

（5）腋窝淋巴结阴性的绝经后妇女，不论其雌激素受体水平如何，无辅助化疗的适应证，但某些高危患者应考虑辅助化疗。

淋巴结阴性乳腺的高危险复发因素有如下几点：①激素受体（ER，PR）阴性。②肿瘤 S 期细胞百分率高。③异倍体肿瘤。④癌基因 C-erbB-2 有过度表达或扩增者。

2．术后辅助化疗的现代观点

（1）辅助化疗宜术后早期应用，争取在术后 1～2 周应用，最迟不能超过术后 1 个月，如果待病灶明显后再用，将降低疗效。

（2）辅助化疗中联合化疗比单药化疗的疗效好。

（3）辅助化疗需要达到一定的剂量，达到原计划剂量的 85%时效果较好。

（4）治疗期不宜过长，对乳腺癌术后主张连续 6 个疗程的化疗。

3．临床常用的化疗方案

临床常用的化疗方案见（表 5-1）。

表 5-1　临床常用乳腺癌辅助化疗方案

化疗方案	剂量	用法	周期
CMF	环磷酰胺 500mg/m^2	iv　d1，8	28 天为 1 个周期
	氨甲蝶呤 50mg/m^2	iv　d1，8	6 个周期
	氟尿嘧啶 500mg/m^2	iv　d1，8	
CAF	环磷酰胺 500mg/m^2	iv　d1	21 天为 1 个周期
	多柔比星 30mg/m^2	iv　d1，8	6 个周期
	氟尿嘧啶 500mg/m^2	iv　d1，8	
CEF	环磷酰胺 500mg/m^2	iv　d1	28 天为 1 个周期
	表柔比星 60mg/m^2	iv　d1，8	6 个周期
	氟尿嘧啶 500mg/m^2	iv　d1，8	
FAC	氟尿嘧啶 500mg/m^2	iv　d1，8	21 天为 1 个周期
	多柔比星 50mg/m^2	iv　d1	6 个周期
	环磷酰胺 500mg/m^2	iv　d1	
AC	多柔比星 60mg/m^2	iv　d1	21 天为 1 个周期
	环磷酰胺 600mg/m^2	iv　d1	4 个周期
TC	多西他赛 75mg/m^2	iv　d1	21 天为 1 个周期
	环磷酰胺 600mg/m^2	iv　d1	4 个周期
TAC	多西他赛 75mg/m^2	iv　d1	21 天为 1 个周期
	多柔比星 50mg/m^2	iv　d1	6 个周期
	环磷酰胺 500mg/m^2	iv　d1	G-CSF 支持

续表 5-1

化疗方案	剂量	用法	周期
AC→紫杉醇	多柔比星 60mg/m²	iv d1	21 天为 1 个周期
	环磷酰胺 600mg/m²	iv d1	4 个周期
	序贯紫杉醇 80mg/m²	iv（1 小时）	每周 1 次，共 12 周
	剂量密集方案 多柔比星 60mg/m²	iv d1	14 天为 1 个周期
AC→紫杉醇	环磷酰胺 600mg/m²	iv d1	4 个周期
	序贯紫杉醇 175mg/m²	iv d1（3 小时）	G-CSF 支持
	剂量密集方案 多柔比星 60mg/m²	iv d1	14 天为 1 个周期
A→P→C	序贯 紫杉醇 175mg/m²	iv d1	4 个周期
	序贯 环磷酰胺 600mg/m²	iv d1	所有周期均用 G-CSF 支持
FEC→多西他赛	表柔比星 100mg/m²	iv d1	21 天为 1 个周期
	环磷酰胺 500mg/m²	iv d1	3 个周期
	序贯 多西他赛 100mg/m²	iv d1	

注：iv d1，8，第 1 天、第 8 天静脉注射 1 次；iv d1，第 1 天静脉注射 1 次。

（三）术前辅助化疗

新辅助化疗又称术前化疗、初始化疗和诱导化疗。新辅助化疗是指在手术或加放射治疗的局部治疗前，以全身化疗为乳腺癌治疗的第一步治疗，然后再行局部治疗。局部治疗后继续完成拟定的化疗。新辅助化疗是与乳腺癌术后的辅助化疗相对而言的。新辅助化疗现已成为局部晚期乳腺癌（LABC）和无远处转移的炎性乳腺癌的规范疗法。

新辅助化疗与外科关系密切，它能使肿瘤降期，便于手术切除或行保乳手术。经 3～4 周期的新辅助化疗后，有 50%～70%的乳腺癌肿块可缩小 50%以上。病理达完全缓解（CR）的介于 6%～19%。对于局部晚期乳腺癌（LABC）的病例来说，新辅助化疗不但使手术易于切除，而且可将不可切除的肿块变为可切除，显著地提高了对肿瘤局部的治疗效果。湘雅二医院近 3 年来对 LABC 进行新辅助化疗，取得满意效果。

新辅助化疗对乳腺癌外科治疗及预后有着重要意义。

（1）肿瘤大的可行手术乳腺癌，经新辅助化疗治疗后明显缩小，降低临床分期，为原本应行乳房切除的病例能成功地施行保乳手术创造了条件，使更多的患者得到保乳治疗的机会。

（2）与术后辅助化疗相比，采用新辅助化疗还可观察到化疗前后肿瘤的大小、病理学及生物学指标的变化，区别对化疗药物敏感还是抗药，对实现个体化的治疗方案有重要意义。

（3）乳腺癌易早期发生血行播散，在初诊的患者中有半数以上已存在有周身的微小转移。原发肿瘤切除后，转移灶肿瘤细胞的倍增时间缩短，肿瘤迅速增长；同时，耐药细胞增多。新辅助化疗使已存在有全身亚临床转移灶得以控制，防止术后肿瘤细胞的增殖及耐药细胞的产生，提高患者的生存率。在迄今发表的临床试验结果中，虽然从患者总的生存率看，术前化疗组未见优于术后化疗组，但在术前化疗组中，原发肿瘤对化疗反应好的（CR、PR）及淋巴结转为阴性的生存率有明显的提高。最著名的是美国乳腺癌大肠癌外科辅助治疗计划组织（NSABP）B-18 实验结果显示，使用多柔比星加环磷酰胺方案做术前化疗 4 周期，肿瘤临床缓解率达 79%，其中 CR 为 36%，PR 为 43%，达 CR 患者的 5 年无病生存率为 76%，达 PR 的患者则为 64%。新辅助化疗的疗效直接影响患者的预后。在第 9 届全国乳腺癌会议中，辽宁省肿瘤医院报告新辅助化疗可手术乳腺癌 52 例，乳腺癌新辅助化疗后达到原发肿瘤病理完全缓解（TPCR）能显著提高患者的无病生存率（DFS），原发肿瘤和腋淋巴结均为病理缓解的，能明显地延长患者的总生存率（OS）。

三、内分泌治疗

（一）内分泌治疗的发展过程

内分泌治疗始于 1896 年 Beatson 开始用切除卵巢治疗晚期乳腺癌，到 1922 年，开始应用卵巢照射治疗乳腺癌，之后亦开始使用各类激素添加治疗乳腺癌。到 20 世纪中期，较多采用内分泌器官（卵巢、肾上腺、垂体）切除治疗晚期乳腺癌。内分泌治疗的迅速发展是在激素受体被发现之后，使乳腺癌的内分泌治疗有目的选择，并可预测疗效。随后雌激素受体拮抗药、芳香化酶抑制药、促性腺激素释放素（GnRH）类似物等内分泌治疗药物被相继研发并应用于临床。

（二）内分泌治疗的机制及影响因素

乳腺组织的生长依赖于雌激素，雌激素与其受体结合后进入细胞内，通过一系列过程激活雌激素敏感基因。体内雌激素水平的病理性上升是刺激乳腺癌细胞增长的主要因素，内分泌治疗的目的就是降低体内循环和肿瘤内雌激素水平，从而抑制激素依赖细胞，使肿瘤消退。

自从激素受体被发现以后，内分泌治疗迅速发展，使得乳腺癌的内分泌治疗能有目的地选择。有研究发现，ER 和 PR 双阳性的患者，50%～65%对内分泌治疗有反应；单阳型的患者有效率稍低。目前认为，只要有 10%的肿瘤细胞 ER 或 PR 阳性，内分泌治疗仍可能有效；ER 和 PR 双阴性的患者对内分泌治疗的反应性＜5%，最好接受化疗或其他治疗。

影响乳腺癌内分泌治疗疗效的因素有以下几种情况。

（1）患者的月经状态。

（2）乳腺癌细胞是否激素依赖，即雌激素、孕激素受体情况。

（3）全身状况（年龄、一般状况、淋巴结转移情况、肿瘤大小、生长速度、分化程度等）。

（4）其他生物学标志物：EGF-R（表皮生长因子受体）、C-erbB-2、p53、Bcl-2、pS-2 等，pS-2 蛋白表达阳性的乳腺癌，激素治疗敏感性高，无 C-erbB-2 基因过度扩增的乳腺癌对治疗的敏感性增加。

（三）内分泌治疗的分类

内分泌治疗可简单分为非药物治疗和药物治疗。非药物治疗主要包括手术切除卵巢和双侧卵巢放射治疗。药物治疗包括竞争性治疗（雌激素受体拮抗药治疗）、添加性治疗（雌激素、雄激素、孕激素、皮质激素治疗）、抑制性治疗（芳香化酶抑制药治疗）、LHRH 类似物治疗（药物去势）。

1. 卵巢切除术

卵巢切除术即手术直接切除双侧卵巢。这是乳腺癌全身治疗中最古老的去势方法。手术去势可迅速改变绝经前患者的内分泌状态，减低内源性雌激素水平。优点是经济、快捷、可靠，并易于展开，是本类方法的“金标准”，然而，其缺点包括手术本身的并发症，患者需住院治疗，提早进入绝经期造成骨质疏松和心脏疾病。近年来，手术去势多采用腹腔镜技术，以减少并发症，缩短住院时间。

2．双侧卵巢放射治疗

作为卵巢去势的一种方法，是一种有效的辅助治疗手段，可以代替手术去势。但放射治疗有以下不足之处。

（1）放射治疗去势起效慢，作用可能不完全。

（2）卵巢功能抑制的程度取决于放射剂量，方案和患者年龄有关。

（3）在＜35岁的患者中，常规剂量的放射治疗去势可能无用，故常常需要更高的放射剂量。

（4）有报道显示在年轻患者病例中放射治疗去势的失败率达35%。

（5）盆腔受照射后的远期不良反应尚不得而知。

（6）与手术去势相同，放射治疗去势亦使患者提早并不可逆地进入绝经期。

3．内分泌药物治疗

（1）竞争性治疗（雌激素受体拮抗剂治疗）：①他莫昔芬：1977年，美国FDA批准他莫昔芬用于治疗绝经后转移性乳腺癌，截至目前，他莫昔芬已用于治疗各个期别的绝经前、后乳腺癌。作为最常用和最廉价的、迄今为止临床研究资料最丰富的内分泌治疗药物，他莫昔芬现在仍被视为内分泌治疗的标准药物。其主要作用机制是：与雌二醇竞争性结合细胞质内的雌激素受体，形成他莫昔芬-受体蛋白复合物，该复合物进入细胞核内，抑制癌细胞DNA和mRNA的合成，进而使雌激素依赖性蛋白的合成受到抑制，并最终抑制了乳腺癌细胞的增殖。他莫昔芬是迄今为止唯一成功运用到各期乳腺癌的药物。对非浸润性乳腺癌、浸润性乳腺癌、复发转移性乳腺癌，他莫昔芬都是内分泌治疗的主要药物。他莫昔芬多用于雌激素受体阳性的病例，有效率可高达55%～60%，阴性者的有效率仅为10%左右。他莫昔芬对绝经后的病例疗效较绝经前的好，对软组织转移和骨转移的疗效较好，对内脏转移疗效较差。另外，大量临床研究表明，术后采用他莫昔芬的辅助激素治疗，对降低局部复发及远处转移率的作用是不容置疑的，可明显延长无瘤生存期及延长总生存率。他莫昔芬是抗雌激素药，但是也具有一些雌激素样作用，因而可以产生两方面的不良反应。最常见的不良反应是类似于围绝经期反应的雌激素缺乏症状，也可发生雌激素样表现如白带增多、子宫内膜增厚，在一定程度上增加子宫内膜癌发病危险。研究还发现，他莫昔芬可以增加血栓性疾病的发生率，偶可导致血小板及白细胞低下。另外，他莫昔芬用量较大时（＞80mg/d）可以出现眼毒性。②托瑞米芬：作用机制、疗效与他莫昔芬相似，毒性不良反应有很大重叠。但是，在使用托瑞米芬产生子宫内膜增生的剂量是他莫昔芬的40倍，故引起子宫内膜癌的机会很小；脂肪肝的发生率也比他莫昔芬低。③氟维司群：属于没有雌激素作用的雌激素受体调节药，对他莫昔芬耐药的复发转移性乳腺癌还可以有相当疗效，毒性不良反应也与他莫昔芬有很大的差别。

（2）添加性治疗（雌激素、雄激素、孕激素、皮质激素治疗）：①雌激素：生理剂量的雌激素会刺激乳腺癌细胞生长，而治疗剂量的雌激素却能抑制癌细胞增殖。雌激素对绝经期前妇女通常无效，而对绝经后5年以上的妇女效果较好。②雄激素：可抑制垂体的促性腺激素，使正常的乳腺萎缩，可抑制某些乳腺癌细胞生长。对绝经后妇女比绝经前者好。骨转移者用雄激素较好，80%可缓解症状。雄激素同时可以刺激骨髓，增加食欲。③孕激素：孕激素类主要拮抗雌激素对乳腺的作用，抑制腺垂体分泌催乳素，阻止ER在细胞核内积蓄，从而发挥抗乳腺癌的作用。主要用于复发及转移性乳腺癌的解救治疗，对他莫昔芬失败时改用孕激素的仍有效，对软组织和骨转移效果好。与化疗联合使用可提高疗效，减轻不良反应。④肾上腺皮质激素：大剂量肾上腺皮质激素可产生类似肾上腺切除或脑垂体切除的作用，但应用时有一定不良反应。

激素添加治疗药物主要用于绝经后妇女，其作用机制十分复杂，有些目前还不是很清楚。随着选择性芳香化酶抑制药的问世，孕激素已经退至三线，雄激素疗法一般只在特定条件下选用，而大剂量雌激素疗法已经基本不用。

（3）抑制性治疗（芳香化酶抑制药治疗）：芳香化酶抑制药能阻断 95～98％的芳香化酶活性，从而降低体内雌激素水平。其降低水平与肾上腺切除相同，因此芳香化酶抑制药又称“药物肾上腺切除”。现广泛应用于临床的是第三代芳香化酶抑制药，包括阿那曲唑、来曲唑、依西美坦，在 CR、PR、CBR（临床受益率）、TTP（至疾病进展时间）等均比他莫昔芬好，可用于绝经后妇女乳腺癌的一线或二线治疗，在他莫昔芬无效时仍可能有效。①阿那曲唑：是一种选择性、非甾体类芳香化酶抑制药。1996 年被美国 FDA 批准，用于绝经后晚期乳腺癌的治疗。目前，阿那曲唑已成为绝经后激素受体阳性患者的辅助性内分泌治疗的一个选择性治疗措施。妇女其卵巢不再产生雌激素，雌激素主要来源于脂肪、肝脏、肌肉等外周组织，此过程不受垂体调控，雄激素经由外周的芳香化酶变成雌激素，芳香化酶活性位点包括有一个含亚铁血红素的复合物，它是作用于类固醇合成雄激素并将其转化为雌激素的一系列过程的最后一步。在癌细胞中可以调控雌激素在细胞内水平。阿那曲唑属于第三代芳香化酶抑制药，这类药高度选择性地抑制芳香化酶，因此特异性强，而不良反应明显降低。绝经前妇女不适于阿那曲唑治疗。②来曲唑：也是一种选择性、非甾体类芳香化酶抑制药。目前已经批准用于绝经后晚期乳腺癌的二线治疗。也已获准作为绝经后复发转移乳腺癌的一线内分泌治疗药物。它作为第三代芳香化酶抑制药，作用机制与阿那曲唑基本相同。应用来曲唑患者患潮热、关节炎、关节疼痛和肌肉疼痛的发生率会有所增加。但在生活质量的主要变化上并不存在显著差异。绝经前妇女不适用于来曲唑治疗。③依西美坦：是一种选择性的甾体类芳香化酶抑制药，或称芳香化酶灭活药。它的结构与天然雄烯二酮相似，是一种不可逆的芳香化酶抑制药。它虽然与来曲唑和阿那曲唑在芳香化酶抑制的激励上有差别，但对芳香化酶的抑制效率是一样的。研究认为作为转移性乳腺癌的一线治疗措施，依西美坦高效而安全，优于他莫昔芬。

阿那曲唑、来曲唑及依西美坦这 3 种主要的新型芳香化酶抑制药还没有在同一临床研究中进行过严格的对比，因此很难明确三者中哪一个疗效更好。这 3 种药目前都可以用作他莫昔芬治疗失败患者的二线用药，并且都在一线治疗中获得了优于他莫昔芬的治疗效果或治疗安全性。一些国际学术组织已经建议，可以将非甾体类芳香化酶抑制药与他莫昔芬一道作为受体阳性乳腺癌晚期患者的一线标准用药。美国 NCCN 乳腺癌治疗指南指出，在与患者进行充分讨论后，阿那曲唑可替代他莫昔芬直接用于激素受体阳性的绝经后乳腺癌的辅助后的辅助化疗，而来曲唑和依西美坦则可用在他莫昔芬应用过程中的不同阶段。

（4）促性腺激素释放激素（GnRH）类似物药物去势：促性腺激素释放激素主要促使垂体合成和释放 LH，故又称黄体生成素释放激素（LHRH）。LHRH 激素药和抑制药可通过负反馈作用抑制垂体，从而抑制 TSH 和 LH 产生，使绝经前妇女体内雌激素水平达到绝经后水平，通过抑制雌激素的促肿瘤作用，从而抑制肿瘤的生长。其作用原理与垂体切除有相似之处，通常称“药物性卵巢去势”，其疗效与手术切除卵巢相似。这类产品的优势为可用于绝经前妇女达到可逆性药物去势的作用。研究表明，该类药物将来可望成为绝经前进行性和复发性乳腺癌的首选药物，是最具发展前景、最易与其他方法结合使用的方法。

诺雷德的通用名为戈舍瑞林，是一种（TnRH）类似物。可有效抑制卵巢的刺激素合成，每月皮下注射 3.6mg，有可逆性卵巢切除的功效，在复发转移性乳腺癌，诺雷德已经可以大量替代手术或放射治疗性卵巢去势，在获得类似疗效的同时，使患者心理上更容易接受。诺雷德曾经与 CMF 方案进行术后辅助治疗的随机对照研究，结果证实两者的无复发生存率没有显著差别，而诺雷德的耐受性要优于化疗。研究还表明，诺雷德治疗后的雌激素缺乏症状很大程度上都是可逆的，停药后多可很快缓解，而化疗导致的雌激素缺乏症状往往不可恢复。因此，若在化疗和诺雷德之间任选其一，应以诺雷德为佳。

（四）内分泌新辅助治疗

新辅助内分泌治疗与新辅助化疗的目的一致。一项 1986 年开始实行的随机试验报告表明，与术后应用辅助治疗相比，新辅助化学内分泌疗法组施行乳腺切除术的比例显著降低（$P<0.101$），而在 36 个月的随访表明，有 2 组的局部复发，远处转移和整体生存率无显著性差异。单药内分泌新辅助治疗亦有报道，绝经前 ER（＋）的乳腺癌患者，术前应用 LHRHa 的有效率为 53.8%，使更多的保留乳房的手术成为可能。Dixon 等术前应用 Letrozole 治疗局部晚期或可手术局部大肿块乳腺癌，15 例原计划行乳腺切除术的患者，经 3 个月治疗后，全部病例均适于行保乳治疗。

四、放射治疗

放射治疗（简称放疗）是治疗乳腺癌的主要组成部分，是局部治疗手段之一，现多用于乳腺癌的综合治疗，作为乳腺癌根治术的补充治疗，消灭术后术野内及术野边缘残存的亚临床病灶，降低局部区域复发率。近 10 余年来，较早的乳腺癌以局部切除为主的综合治疗方式日益增多，疗效与根治术无明显差异，放疗在缩小手术范围中起了重要作用，早期乳腺癌保乳术后放疗已经成为治疗早期乳腺癌的主力。

（一）术前放疗

（1）适应证：①原发灶较大，估计直接手术有困难者。②肿瘤生长迅速，短期内明显增长者。③原发灶有明显皮肤水肿，或胸肌粘连者。④腋淋巴结较大或与皮肤及周围组织有明显粘连者。⑤应用术前化疗肿瘤退缩不理想的病例。⑥争取手术切除的炎性乳腺癌患者。

（2）术前放疗的作用：①可以提高手术切除率，使部分不能手术的患者再获手术机会。②由于放疗抑制了肿瘤细胞的活力，可降低术后复发率及转移率，从而提高生存率。③由于放疗延长了术前观察时间，使部分已有亚临床型远处转移的病例避免了一次不必要的手术。

（3）术前放疗的缺点：增加手术并发症，影响术后正确分期及激素受体测定。

（4）术前放疗的应用方法：术前放疗应尽可能采用高能射线照射，可以更好地保护正常组织，减少并发症。在放射技术方面，目前多数采用常规分割，中等剂量。一般不用快速放射或超分割放射。放射结束后 4～6 周施行手术较为理想。

（二）术后放疗

自从 Fishor 对乳腺癌提出新的看法后，乳腺癌的治疗已逐渐从局部治疗转向综合治疗。术后辅助化疗广泛应用，术后放疗已不再作为根治术后的常规治疗，而是选择性地应用。

（1）适应证：①单纯乳房切除术后。②根治术后病理报告有腋中群或腋上群淋巴结转移者。③根治术后病理证实转移性淋巴结占检查的淋巴结总数一半以上或有 4 个以上淋巴结转移者。④病理证实乳内淋巴结转移的病例（照射锁骨上区）。⑤原发灶位于乳房中央或内侧者做根治术后，尤其有腋淋巴结转移者。

（2）放疗原则：①Ⅰ、Ⅱ期乳腺癌根治术或改良根治术后，原发灶在乳腺外象限，腋淋巴结病理检查阴性者，术后不放疗；腋淋巴结阳性时，术后照射内乳区及锁骨上下区；原发灶在乳腺中央区或内象限，腋淋巴结病理学检查阴性时，术后仅照射内乳区；腋淋巴结阳性时，加照锁骨上下区。②Ⅲ期乳腺癌根治术后，无论腋淋巴结阳性或阴性，一律照射内乳区及锁骨上下区。根据腋淋巴结阳性数的多少及胸壁受累情况，可考虑加或不加胸壁照射。③乳腺癌根治术后，腋淋巴结已经清除，一般不再照射腋窝区，除非手术清除不彻底或有病灶残留时，才考虑补加腋窝区照射。

（三）放疗为主的治疗

以往对局部晚期肿瘤、无手术指征者做放疗，往往是姑息性的。近年来，随着放射设备和技术的改进及提高，以及放射生物学研究的进展，放射可使局部肿瘤获较高剂量，而周围正常组织损伤较少，治疗效果明显提高。目前，开始进行小手术加放疗早期乳腺癌的研究，使放疗在乳腺癌的治疗中从姑息转向根治性。多数学者认为对原发灶＜3cm，N_0或N_1的患者可考虑小手术加放疗。对于局部晚期的乳腺癌，放疗仍是一种有效的局部治疗手段，放射前切除全部肿瘤或作单纯乳房切除可提高疗效。

（四）复发、转移灶的放疗

乳腺癌术后复发是一个不良征兆，但并非毫无希望。

适当的局部治疗可以提高生存质量、延长生存期。在照射方面，大野照射比小野照射疗效好，应当尽量采用大野照射。对于复发病例，应当使用放疗、化疗综合治疗，尤其对于发展迅速的复发病例。乳腺癌发生远处转移时首先考虑化疗，适当地配合放射可缓解症状，减轻患者痛苦。比如骨转移患者经放疗后疼痛可减轻或消失。对于有胸、腰椎转移的患者，放疗可以防止或延迟截瘫的发生。

五、生物靶向治疗

生物靶向治疗是指针对癌症发生和进展中重要的分子机制（靶点）进行的治疗。理想的靶点应是恶性肿瘤而非宿主正常组织的关键机制。靶点的临床样本应易获得，易检测，其检测结果也应与临床结果相关。在对肿瘤异常生长、凋亡抑制、细胞浸润和转移及肿瘤血管形成方面的信号传到通路认识不断加深的基础上，一系列针对这些信号传到通路的关键靶点的生物治疗药物不断出现。

曲妥珠单抗（赫赛汀，Herceptin）是一种理想的生物靶向治疗药物，针对 HER-2/new 原癌基因产物的单克隆抗体，能特异性地作用于 HER-2/new 受体过度表达的乳腺癌细胞。Herceptin 单独或与化疗药物联合应用治疗 HER-2/new 过度表达的乳腺癌患者，均取得了非常好的疗效。另外，针对 EGFR 酪氨酸激酶的一些特异性小分子已被开发，包括 ZD1839 或吉非替尼和 OSI-774。吉非替尼和曲妥珠共同处理乳腺癌细胞有协同抑制作用。在对血管生成的靶向治疗中，贝伐单抗这种人源重组抗体，可降低血浆中游离的 VEGF（血管内皮生长因子），且耐受性良好。

六、中医治疗

（一）中医治疗原则

（1）以毒攻毒法：历代医学家治疗癌症大多以攻毒为主，利用其开结拔毒的功效，逐步消灭残余的癌细胞，但临床上必须慎重掌握，适可而止。

（2）清热解毒法：在清热解毒药中，有许多中药具有抗癌作用。清热解毒法是治疗恶性肿瘤最常用的法则之一。在中、晚期乳腺癌患者中，一般多伴有毒热内蕴或邪热瘀毒的症状，此时本方法可与其他方法结合治疗，多获良效。

（3）活血化瘀法：中医专家认为，肿瘤与瘀血有关，瘀血是乳腺癌的病理病因之一。活血化瘀药的应用，不但能改善乳腺癌患者的“高凝状态”，使癌细胞处于抗癌药物及患者自身免疫活性细胞抑制之下，而且能降低血小板凝聚，减少肿瘤的转移，有利于癌症的控制和癌灶的清除。

（4）扶正祛邪法：中医认为，当人体正气亏虚时，邪气才能所奏，即致病因子得以发挥作用，而导致乳腺癌的发生，并使肿瘤得以浸润、扩散和转移，所以扶正祛邪是治疗乳腺癌的根本方法之一。

（5）软坚散结法：中医理论指出，对坚硬如石的肿瘤，“坚者削之”“结者散之”“客者除之”。此法已普遍应用于临床。与其他疗法结合，可增强消除癌瘤的效果。

（6）化痰祛湿法：许多肿瘤是痰湿凝聚所引起。因此，化痰祛湿法在肿瘤中医治疗中占有重要地位，它不但可减轻症状，对有些肿瘤亦可得以控制。

（二）中医辨证施治法

中医治疗乳腺癌历来是采用内治的方法，按辨证施治的原则进行，主要根据“辨证求因，审因论治”之法分为肝郁气滞、冲任失调、毒热蕴结、气血亏虚 4 型分别施治。

（1）肝郁气滞型：①主症：七情所伤，所愿不遂，肝郁气滞，引起体内气血失调，脏腑功能紊乱而出现乳腺肿块，胀痛，两胁作胀，心烦易怒，脉弦滑，舌苔薄黄或薄白。②治法：疏肝理气，活血散结。③方药：当归、白芍、柴胡、橘叶、茯苓、白术各 9g，白芷、青皮各 6g，瓜蒌 30g。④按语：乳房位于胸肋，为肝经所布，肝失疏泄则出现乳腺胀满疼痛、胁疼痛及肝郁不舒症状。气滞日久致成瘀血，结于乳中成块。方中柴胡、青皮、橘叶疏肝理气散结；当归、白芍养血柔肝；瓜蒌、白芷消肿散结止痛；茯苓、白术健脾利湿益气。

（2）冲任失调型：①主症：除有上述肝郁气滞型的症状外，兼有月经失调，腰腿酸软，五心烦热，脉细数无力，舌质红，苔少有龟裂。②治法：疏肝理气，滋补肝肾，调理冲任。③方药：香附、郁金、女贞子、川楝子、橘叶、川芎、当归各 10g，生地黄、熟地黄、枸杞子、生山药、白芍、野菊花各 15g，瓜蒌 30g。④按语：肝郁化火，灼伤阴液致肝肾阴虚，冲任失调。方中当归、川芎、熟地黄、白芍调理经血；生地黄、枸杞子、女贞子滋阴补肾；香附、郁金、川楝子、橘叶疏肝理气；生山药健脾；野菊花、瓜蒌解毒散结。

（3）毒热蕴结型：①主症：乳房肿块迅速增大，疼痛，甚则溃烂、翻花。②治法：攻毒解毒。③方药：白毛藤、猫爪草各 30g，凤尾草、刘寄奴、蜂房、鬼箭羽、蜣螂虫各 9g，蛇蜕 3g，山慈姑、铁树叶各 15g。④按语：热毒蕴结，宜攻毒解毒。方中凤尾草、白毛藤、刘寄奴、铁树叶清热解毒；蜂房、蛇蜕、蜣螂虫、猫爪草、山慈姑、鬼箭羽活血化瘀解毒。

（4）气血亏虚型：①主症：乳腺溃烂，久则气血衰败，正气大亏，而见苍白贫血，消瘦乏力，口干，舌质暗红，舌苔黄白，脉滑数。②治法：扶正祛邪，气血双补。③方药：土炒白术 12g，人参、茯苓、陈皮、熟地黄、川芎、当归、贝母、香附、白芍各 6g，桔梗、甘草各 3g。④按语：乳腺癌晚期，病情呈现正虚邪实情况，治应扶正祛邪，补气养血。方中土炒白术、人参、茯苓、熟地黄、川芎、当归健脾益气，补血活血；陈皮、香附、桔梗行气散结；甘草调和诸药，扶正祛邪。白芍柔肝养血，缓中止痛；贝母清热润肺，化痰止咳。

（三）中医古医方举例

古代中医文献中，治疗乳腺癌的方药很多，有内治外治诸方，以下举几例仅供参考。

（1）生螃蟹壳瓦上焙焦，研末酒冲，每服 6g，以消为度。治乳腺癌初起，坚硬，肿物如豆大。

（2）川郁金、玫瑰花、橘叶、赤芍、白芍、山慈姑、僵蚕各 10g，当归 15g，瓜蒌 30g，青皮、陈皮各 8g，水煎分服。主治乳腺癌初起，或乳腺癌手术后治疗。

（3）十六味流气饮：当归、白芍、人参、桔梗、川芎、枳壳、厚朴、白芷、紫苏叶、防风、乌药、槟榔各 10g，黄芪 20g，官桂、木通各 4g，甘草 6g，煎服。治疗乳腺癌气滞肝郁、气血亏虚者。

（4）季芝鲫鱼膏：活鲫鱼、鲜山药（去皮）各等份，共捣如泥，加麝香少许，涂核上，觉痒极，勿搔动，7 天 1 换。治乳岩初起。外敷。

（5）鞭蓉膏：芙蓉叶、泽兰叶、黄 檗、黄芩、黄连、大黄各等份，共研成细末，过重箩，入冰片 6g，用凡士林调成 20% 软膏。主治炎性乳腺癌。此外，抗癌中药中常用于治疗乳腺癌的有：山慈姑、土贝母、瓜蒌、橘叶、蒲公英、漏芦、留行子、穿山甲、天葵子、龙葵、青皮、芙蓉花、重楼等。

七、晚期转移性乳腺癌的治疗

（一）乳腺癌骨转移的治疗

乳腺癌是骨转移癌的第一位因素，骨转移又是乳腺癌的第一位的远隔转移癌。骨转移早期不会有任何症状，随病情进展逐渐产生骨骼疼痛、局部压痛、活动能力下降等症状。

骨转移的治疗主要是缓解症状，避免或延迟严重并发症的后果，改善生活质量，并在此基础上延长生存时间。在治疗上以内分泌治疗为首选，不适合内分泌治疗或者内分泌治疗无效的，以化疗为主要治疗。具体药物和方案的选择与其他部位转移癌一样。

双膦酸盐类药物（如唑来膦酸盐）是溶骨性转移的特有辅助治疗药物。临床证实，双膦酸盐类药物可以有效缓解骨痛、降低病理性骨折和高钙血症危险，并减少放疗、手术等有创局部治疗的需求。同时应用枸橼酸钙和维生素 D，可加快钙质吸收和利用。

另外，对骨转移病灶局限者，局部放疗或静脉注射放射性药物均可以控制骨转移进展、缓解骨转移所致疼痛症状、防止病理性骨折的发生。对于病理性骨折患者可考虑行手术内固定恢复活动能力。

（二）乳腺癌癌性胸腔积液的治疗

乳腺癌癌性胸腔积液在晚期乳腺癌中较为常见，往往是肿瘤直接侵犯胸膜导致的渗出液；或是肿瘤侵犯心脏、心包，阻塞胸膜下淋巴管导致静脉、淋巴回流障碍，引起胸腔的漏出液。常见症状如呼吸困难、咳嗽、胸痛等。胸片、B 超检查均可发现胸腔积液；而胸腔积液的细胞学检查则有助于确诊。

对于癌性胸腔积液患者，其治疗仍是以全身性应用化疗、内分泌治疗为主，对于呼吸困难比较严重及全身性治疗不能或难以很快缓解症状的患者应尽早使用局部治疗措施，包括穿刺抽液、置管引流和硬化治疗。其中，硬化剂需要在多次或持续排液后液体生成速度减慢时注入胸膜腔内，才易获得成功。对于以上局部治疗无效者，也有行胸腔-腹腔短路手术，使胸腔内液体流入腹腔，通过自体吸收暂时缓解症状。

（三）乳腺癌脑转移的治疗

脑转移是乳腺癌最常见的中枢神经系统损害。绝经前、病情进展迅速、转移较为广泛的乳腺癌患者最容易发生脑转移。2/3 以上的脑转移会或早或晚地出现神经损害症状。半数脑转移患者会有头痛，其他常见的还有行为改变和精神活动异常、局部肌肉无力与瘫痪、步态不协调、局限性或全身性癫痫发作、语言障碍、肢体协调障碍、感觉异常、认知功能障碍、单侧感觉缺失、视野异常等。CT 检查，可以检查出多数脑转移是最常用的检查方法。目前应用造影剂增强的 MRI 检查是国际推荐的标准检查方法。

脑转移致死的原因主要是颅内压增高导致昏迷和脑疝。治疗的主要目的是解除神经损害症状并获得对肿瘤的长期控制。具体治疗方法可分为对症处理和抗肿瘤治疗两部分。地塞米松是处理肿瘤周围水肿的标准药物；发生癫痫的患者可以治疗性使用抗癫痫药物。放疗是控制脑转移灶的主要治疗手段，疗效确切。孤立性脑转移患者，或者其他部位转移已经得到满意控制的单发脑转移患者也可以考虑手术治疗。据文献报道，乳腺癌脑转移化疗的有效率可以达到 50%以上，X 线刀、γ 刀等立体定向放疗技术的价值还没完全肯定，内分泌治疗的研究资料就更少了。

第六节　乳腺癌手术病理切片报告的解读

病理切片报告单上应力求全面、规范，报告内容具体包括：肉眼检查肿块的部位、大小、形状；显微镜下组织学类型、分级，癌周围组织病变，血管、淋巴受侵，淋巴结是否转移、切除个数、阳性个数（淋巴结转移个数/切除淋巴结个数），直径＞1cm 者应注明其大小；免疫组化检查：ER、RP、pS_2、C-erbB-2、p53、p21、nm23、Ki67 等。

了解病理切片报告中的各项结果指标，有助于指导对乳腺癌患者的全身性辅助治疗，将能有效地提高治疗效果。

一、肿瘤的大小及形态

病理学肿瘤的大小，即侵入部分的大小，与预后具有一定的相关性，同种病理分型，肿瘤越小，预后相对越好；肿瘤越大，预后相对越差。

在形态上，肿瘤以膨胀性生长为主，与周围组织分界清楚或有包膜者预后好；反之边界不清者则预后差。

二、肿瘤细胞的分化程度及病理分级

肿瘤组织无论在细胞形态和组织结构上，都与其起源的正常组织有不同程度的差异，这种差异称“异型性”。肿瘤的异型性反映了肿瘤组织成熟的程度（即分化程度，指肿瘤实质细胞与其来源

的正常细胞在形态和功能上的相似程度）。分化越高的肿瘤，异型性越小，良性肿瘤一般异型性不明显。分化越差的肿瘤则常具有明显的异型性。这是区别良、恶性肿瘤重要的组织学依据。

同时，肿瘤分化程度也是影响乳腺癌预后的重要因素。肿瘤细胞分化越低，肿瘤恶性程度越高，肿瘤生长较迅速，而且容易发生转移，预后越差。分化好的肿瘤一般生长较慢，且治疗后不易复发，预后较好。按照肿瘤分化程度可将其分为 3 个病理等级，并用英文字母 G（代表 Grade，即分化）来表示。级别越高表示分化程度越差。

G_1，即高分化，细胞分化程度较好。一般来说，G_1 的肿瘤细胞分裂速度较慢。

G_2，即中分化，细胞分化程度居中。

G_3，即低分化，细胞分化程度较差。G_3 的肿瘤细胞分裂速度较快。

三、肿瘤的病理分型

乳腺癌的组织学类型是影响预后的重要因素之一。非浸润性癌预后最好、早期浸润癌次之，浸润性特殊型癌尚可，浸润性非特殊型癌则差。小管癌、髓样癌伴大量淋巴细胞、黏液癌及乳头状癌患者 10 年生存率均高，浸润性小叶癌及硬癌预后为最差。

四、淋巴结转移

淋巴结转移是乳腺癌 TNM 分期的重要依据，更是影响乳腺癌预后的决定性因素之一。淋巴结无转移者预后好；淋巴结有转移或转移数目越多，则肿瘤分期越晚，预后越差。

淋巴结转移数以分子式表示：分母表示手术切下淋巴结数目，分子表示有癌转移的淋巴结数目。例如，5/12，表示手术切下 12 个淋巴结，其中有 5 个淋巴结有癌转移。

五、癌的浸润程度、血管及淋巴管受累情况

完全没有浸润的原位癌预后最好，几乎可以完全治愈。一旦出现浸润，其预后则变差，浸润范围越广泛，预后则越差。

肿瘤间质或邻近血管或淋巴管有癌细胞栓子者预后不良。

六、淋巴细胞浸润程度

肿瘤周边或间质中有大量淋巴细胞浸润者，提示机体免疫反应功能强，预后较好；反之则预后较差。

七、肿瘤细胞的分子表达

乳腺癌生物学因子可以较好地反映乳腺癌的生物学特征、与肿瘤的病因学及发展有关，在乳腺癌的疗效及预后判定中的价值得到了进一步的肯定。目前，常用的生物学检测指标有雌激素受体、孕激素受体、HER-2 等。现简单介绍多个临床常用检测指标如下。

（一）雌激素受体和孕激素受体

雌激素受体（ER）是核受体超家族成员，介导雌激素的多向效应，在各种发育和生理过程中有着广泛的作用。孕激素受体（PR）亦是核表面受体，是雌激素与受体结合诱导的产物，可能作为 ER 的功能性通路，两者表达状态之间可能具有一定程度的依赖性或一致性。

乳腺是雌性激素作用的靶器官之一，乳腺的生长、发育和细胞增殖受雌、孕激素的调控。正常乳腺上皮细胞存在 ER 和 PR，但含量极低。当细胞发生癌变时，ER 和 PR 可部分或全部失去，肿瘤生长增殖就不受内分泌激素的调控，肿瘤分化程度低，预后较差。

近年来，对乳腺癌的大量研究表明，ER 和 PR 阳性的肿瘤大多数内分泌治疗有效，且缓解率高，复发率低，预后好，即使 ER 和 PR 中只有一种阳性的患者，其预后也好于两种全阴性的患者。因此，ER、PR 作为乳腺癌重要的生物学标志物，其检测对判断乳腺癌的预后、指导内分泌治疗具有重要的意义。可以通过检测 ER 和 PR，得出肿瘤细胞内激素受体含量的水平，无 ER 或 PR 表达的肿瘤对激素治疗通常反应性差，而 ER、PR 阳性肿瘤则对激素治疗反应性高，从而提示乳腺癌的预后信息和指导内分泌治疗。目前，ER、PR 已作为乳腺癌患者的常规检查项目之一。

（二）C-erbB-2（HER-2/neu）

C-erbB-2 又称 HER-2/neu 基因，是编码第 2 人表皮生长因子（HER-2）的癌基因，定位于人染色体 17q12，其表达蛋白是主要定位于细胞膜，为一具有酪氨酸激酶活性的细胞膜受体，参与调控细胞生长，促进肿瘤增殖及分化，与肿瘤的病理机制和发展密切相关。在正常情况下处于非激活状态，激活时具有肿瘤转化活性，通过基因扩增和蛋白过度表达在细胞信号传递系统中起桥梁作用，刺激细胞增殖、浸润和转移。有研究表明，C-erbB-2 的过表达可出现于多种上皮源性肿瘤，如乳腺、肺、前列腺、胰腺、卵巢、子宫等，20%～30%的乳腺癌伴随 C-erbB-2 的过表达。

已经证实 C-erbB-2 基因的致癌性是通过该基因的扩增或癌蛋白的高度表达，C-erbB-2 癌基因蛋白的高度表达与乳腺癌发生的进程、转移的潜能呈正相关，它在乳腺癌发生中起重要作用，是乳腺癌发展进程中最有用的预后指标。有文献报道，乳腺癌 C-erbB-2 基因蛋白的阳性率用免疫组化方法检测为 20%～60%。目前 C-erbB-2 已被公认为是与乳腺癌发生发展密切相关的癌基因，其产物过度表达常提示恶性程度高、预后差。C-erbB-2 与 ER、PR 之间存在负相关关系，即该基因的激活性在 ER 阴性肿瘤中较常见；同时，C-erbB-2 基因过表达可使 ER 阳性患者对内分泌治疗的反应率降至 20%，ER 阴性患者内分泌治疗几乎无效，测定 C-erbB-2 基因的过表达同时可以初步判断患者对内分泌治疗的反应。C-erbB-2 的过表达还可以预测乳腺癌对生物靶向治疗的敏感性。对于 C-erbB-2 高表达者，有必要给予含蒽环类或（和）紫杉类药物化疗；对于 C-erbB-2 为（++）～（+++）者可考虑进一步行 Fish 试验，若有基因扩增可行靶向治疗。C-erbB-2 受体作为抗癌治疗靶位的单克隆抗体曲妥珠单抗（赫赛汀，Herceptin）已经取得了较好的临床疗效。

（三）Ki67

Ki67 蛋白是一种定位于细胞核、半衰期短、与增殖相关的非组蛋白性核蛋白，存在于细胞周期中除 G_0 期以外的所有阶段，与细胞周期密切相关，而且还发现 Ki67 在 G_1 晚期与 S 早期微量表达，S 期聚集，尤其是在后半期表达率明显增高，有丝分裂后期迅速降解或失去抗原决定簇，故认为 Ki67 是有效评估肿瘤细胞增殖活性的重要标志物，与恶性肿瘤的发展、转移和预后高度相关，是与细胞增殖密切相关的指标。而肿瘤的高增殖又与肿瘤的浸润生长和转移有关，因此 Ki67 的高表达与肿瘤患者的不良预后相关，但就对于 Ki67 表达与淋巴结转移之间的关系目前仍没有统一意见，有待于进一步探讨。近来有文献报道，Ki67 可作为乳腺癌新辅助化疗敏感性指标，肿瘤细胞增殖率降低，比肿瘤的肿块缩小更能反映肿瘤对化疗敏感程度。

（四）p53

p53 位于 17 号染色体短臂上，野生型 p53 基因能抑制细胞转化，并能抑制癌基因活动，而突变型 p53 基因可引起细胞的转化和癌变，使细胞无限增生。有研究显示，p53 肿瘤抑制基因的突变失活是常见的，而它迄今是细胞增殖和分化的重要调控基因，p53 在正常细胞中抑制肿瘤增殖，促进细胞分化，从而抑制肿瘤的发生。由于遗传性或获得性因素的作用，p53 基因的缺失突变，使其编码的蛋白丧失了抑制细胞增殖的功能，导致细胞的无限增殖而发生肿瘤。p53 基因突变是乳腺癌病情进展恶化的重要因素。有研究表明，50％的人类肿瘤都有 p53 基因突变，在乳腺癌 p53 蛋白的阳性率为 20％～60％，且 p53 阳性表达与乳腺癌的临床分期晚和腋窝淋巴结转移等预后不良因素有关。提示 p53 蛋白的表达是一个估计乳腺癌生物学行为和独立的因素之一。

（五）p63

正常乳腺导管和乳腺原位癌的周围都有一层完整的乳腺肌上皮细胞，而在乳腺的浸润性癌中，这层肌上皮细胞就发现有缺损和断裂，因此有学者认为，乳腺肌上皮细胞具有抗肿瘤细胞浸润的能力。p63 抗体能特异性地与肌上皮细胞的胞核反应，显示肌上皮细胞的存在，而该蛋白在乳腺癌细胞中很少表达。因而，众多学者都把 p63 蛋白作为乳腺肌上皮细胞的标志物应用于乳腺癌的诊断上。

p63 基因作为 p53 的家族基因，其本身是一个抑癌基因，在不同的组织中有不同的作用。在乳腺组织中，它特异地表达于肌上皮细胞，可能对细胞有一定的调控作用，可以抑制细胞周期，诱导凋亡，并可能对维持乳腺肌上皮细胞的抗肿瘤浸润能力起到一定作用。随着 p63 基因的缺失，可以引起肿瘤的发生。

（六）PCNA

PCNA 是一种与细胞增殖周期有关、参与 DNA 合成的蛋白质，其含量和表达反映细胞增殖活性，可作为判断各种恶性肿瘤细胞增殖和恶性度的一种指标。PCNA 表达与乳腺癌的组织学分级、淋巴结转移有一定的相关性。

（七）nm23

nm23 位于 19q21，有 5 个外显子及 24 个内含子构成，nm23 基因编码的蛋白产物为核苷二磷酸激酶（NDBK），NDBK 能与 G 蛋白结合，通过影响 G 蛋白的信号传递发挥负性调节细胞增殖作用，影响微管聚合，参与调节细胞内微管系统状态而抑制癌细胞转移。由此，被认为是一种与肿瘤转移抑制有关的基因，其 mRNA 在低转移潜能的细胞系中的表达水平是高潜能细胞系的 10 倍。

有研究表明，nm23 基因的抑瘤作用具有组织特异性，在一些肿瘤，如乳腺癌、肝癌、恶性黑色素瘤、卵巢癌等，nm23 的蛋白表达与肿瘤转移及临床预后不良呈负相关。正常乳腺上皮细胞 nm23 呈高表达，在乳腺癌进展过程中 nm23 表达水平逐渐降低。近年来有研究表明，nm23 蛋白表达水平与乳腺癌患者腋淋巴结转移状况和癌细胞分化程度有统计学意义，对腋淋巴结转移及远处转移起抑制作用。绝大多数学者认为，nm23 的表达率与腋窝淋巴结转移、肿瘤的复发呈负相关，可以作为判断转移的标志物，对评估乳腺癌的预后有重要意义。nm23 基因组织的蛋白表达也与 ER、PR 水平呈正相关，nm23 的表达水平受雌、孕激素的调节，提示其可以间接反映 ER、PR 水平，指导内分泌治疗。

（八）E-cadherin

E-cadherin 是一分子质量为 120ku 的跨膜糖蛋白，属于钙黏蛋白家族中典型的钙黏蛋白亚族的一员，分布在所有上皮组织中，是建立与保持上皮细胞极性和细胞-细胞间紧密连接的关键分子。肿瘤细胞从原发部位脱落是肿瘤转移的第一步，是细胞黏附功能降低导致。实体肿瘤转移的第一步就是下调上皮细胞的黏附分子，借此增加肿瘤细胞的运动性和侵袭力。因此，E-cadherin 的表达与乳腺癌的分化程度、淋巴结转移及预后均有一定的关系。乳腺癌起源于乳腺的导管和小叶上皮细胞，E-cadherin 在小叶癌和导管癌中表达是不同的，大多数导管癌表达 E-cadherin 阳性，而小叶癌 E-cadherin 表达则很少，因此用免疫组织化学方法标记 E-cadherin 可以用作导管癌和小叶癌的鉴别诊断。

（九）pS_2

pS_2 是在雌激素调控下转录产生的一种多肽化合物，定位于 21 号染色体长臂，含有 3 个外显子和 2 个内含子，其编码含有 84 个氨基酸残基的蛋白，相对分子质量为 6450。pS_2 蛋白属三叶草因子（TFF）家族，其分子结构类似三叶草，又称为 TFF1。目前认为对乳腺癌具有一定的特异性，在乳腺良恶性病变中均有表达。在乳腺癌细胞内，只有在雌激素控制下才能被转录，因此称雌激素调节蛋白，它与 ER 的存在有着密切的相关性。有许多研究表明，pS_2 与 ER 存在密切的正相关关系，是乳腺癌内分泌治疗良好反应的标志。

组织学分级是反映肿瘤侵袭能力的重要指标，在乳腺癌中有肯定的意义。许多研究表明，pS_2 在反映肿瘤恶性程度上有重要价值，随着乳腺癌组织学分级级别的升高，pS_2 表达下降。其阳性表达率越高，肿瘤恶性度越低，患者预后越好。pS_2 反映肿瘤的分化，是目前乳腺癌抗雌激素治疗预测指标中最令人感兴趣的，对乳腺癌具有一定的特异性。

（十）CK

CK 是分布于上皮细胞的中间纤维丝，主要表达于上皮细胞，具有很强的组织特异性和分化特异性。CK5 是基底层的标志性蛋白，CK8 是单纯上皮标记蛋白。$CK5^+$/$CK8^-$乳腺癌为干细胞表型癌，$CK5^-$/$CK8^+$乳腺癌为腺腔表型癌，$CK5^+$/$CK8^+$乳腺癌为混合表型癌。就乳腺癌而言，如果乳腺上皮干细胞受打击时分化程度很低，仍然保留某些干细胞的特性，则形成 $CK5^+$/$CK8^-$干细胞表型癌或 $CK5^+$/$CK8^+$混合表型癌，若干细胞分化相对较高则形成 $CK5^-$/$CK8^+$腺腔表型癌。$CK5^+$/$CK8^-$干细胞表型、$CK5^+$/$CK8^+$混合表型的乳腺癌患者年龄小、肿瘤分化低、恶性程度高、预后差，而 $CK5^-$/$CK8^+$ 腺腔表型乳腺癌恶性程度较低，预后相对较好。因此，乳腺癌免疫表型分型可作为评估其恶性程度和预后的一种新的生物学指标，可为乳腺癌的综合治疗提供依据。

（十一）S100

S100 蛋白是一个具有 21 个成员的钙结合蛋白家族，大部分成员基因定位于 1 号染色体长臂 2 区 1 带。该区稳定性差，染色体易发生重排，易出现基因表达异常。近年有研究资料显示，除 S100A2 外，其绝大多数成员均为肿瘤正相关因子，在多种肿瘤中呈高表达，并与肿瘤细胞增殖、浸润、转移密切相关。S100 蛋白在促进肿瘤发生机制上主要是抑制 p53 蛋白的活性，使细胞在增殖周期 G_2-M 关卡得不到 p53 蛋白的有效检测，使一些发生编码和（或）翻译错误的细胞得以继续增殖、恶性变。S100 蛋白抑制 p53 蛋白机制有：①直接抑制 p53 四聚体形成。②抑制由蛋白激酶 C（PKC）介导 p53 末端的磷酸化，从而抑制了 p53 活性形式的形成。S100 蛋白促进肿瘤转移的机制可能有：①与非肌肉组织的原肌球蛋白和肌球蛋白相互作用，调节细胞间黏附结合，从而增强瘤细胞的转移能力。②抑制由 PKC 介导的肌球蛋白重链磷酸化，导致肌球蛋白聚集受抑，细胞转移能力增强。③影响基质金属蛋白酶（MMP）及其抑制药等肿瘤相关因子的表达增强肿瘤细胞的转移能力。

总之，肿瘤的发生发展是一个多因素、多阶段的过程，是多种因素、多种力量作用的结果。了解多因素与乳腺癌临床病理因素之间的关系，并对乳腺癌进行上述指标的检测，有助于评估肿瘤的生物学行为及预后，对指导治疗和提高疗效有重要的意义。

第七节　乳腺癌的预后和随访

一、乳腺癌的预后

乳腺癌属于生物学行为相对良好的恶性肿瘤，其预后主要决定于肿瘤的生物学特性及宿主与肿瘤的相互作用。迄今为止，肿瘤大小、淋巴结转移情况及其组织病理学性质是乳腺癌的 3 个重要预后指标，而激素受体水平则是预测乳腺癌患者对内分泌治疗反应性的唯一指标。另外，癌细胞分化程度、脉管浸润、甾体类激素受体等也与乳腺癌的预后密切相关。随着新的检测方法的出现，一些新的预后指标也不断涌现，如 DNA 倍体、S 期细胞百分率、生长因子、癌基因和基因表达谱等。近年来，心理因素对乳腺癌的预后影响也越来越多地受到国内外临床医师的关注。但是，临床医师及病理科医师必须认识到常规采用的肿瘤的病理学特性，如肿瘤大小、病理类型等仍然是目前对于乳腺癌最有效可行的预后评估手段。以下介绍的是目前常用的乳腺癌的预后指标及一部分未来可能有实用价值的预后因素。

（一）一般临床因素

影响乳腺癌预后的一般临床因素主要包括有年龄、月经状况、家族及妊娠期、哺乳期情况。一般认为，年轻患者肿瘤发展迅速，淋巴结转移率高，预后差；老年患者肿瘤生长缓慢，出现淋巴结转移较晚，预后较好。但也有研究提示，中年期（35～50 岁）乳腺癌患者的预后较好，而＜35 岁或≥50 岁（尤其是≥75 岁）均为预后不良的年龄因素。有研究显示，月经初潮早或过晚者，肿瘤的复发率和死亡率高。另有资料统计发现，除年龄＜35 岁的患者外，绝经前患者比绝经后患者有较高的生存率。也有学者研究发现，围绝经期患者预后差。但多数结论是月经状况不是独立的预后因素。曾有研究发现，黑种人乳腺癌预后比白种人差，但近年来研究证实黑种人乳腺癌预后不劣于白种人，其差异在于两者的组织学与受体的状况、社会经济状况及社会心理状况等。另外，美国国家卫生统计中心（NHS）的统计资料表明，在各年龄组，黑人妇女中，肥胖者所占比例要比白人高，而肥胖提高了乳腺癌的危险性，并与乳腺癌的预后差有关。有研究表明，处于妊娠期、哺乳期的乳腺癌患者易麻痹、误诊而致病期较晚是该期患者预后差的主要原因。

（二）乳腺癌的临床分期

乳腺癌的临床分期主要是由原发肿瘤的大小、区域淋巴结状况及远处转移的情况所决定的。

（1）肿瘤大小：肿瘤大小已被反复证实为乳腺癌的最重要的独立预后指标之一。原发肿瘤越大，局部浸润越严重，预后越差。许多研究表明，乳腺癌患者的生存期因肿块体积的不同而呈一种台阶式的改变，即肿块越大，生存期越短。在长期的随访中发现，Ⅰ期病例中，肿瘤直径＜1cm 的患者，其 20 年的无瘤生存率为 88%，而肿瘤直径为 1～2cm 者仅为 68%。曾有学者报道，肿瘤直径＜2cm 者，5 年总生存率（OS）为 75.7%，10 年总生存率为 55.4%；肿瘤直径＞5cm 者，5 年总生存率为 49.5%，10 年总生存率为 34.4%。肿瘤的大小还与腋淋巴结转移及远处转移的情况直接相关。随访发现肿瘤直径≤1cm 者发生腋淋巴结转移的概率为 10%，而肿瘤直径>1cm 者则高达 75%～80%。有研究发现无腋淋巴结转移、肿瘤直径<2cm 的乳腺癌 5 年复发率仅为 11%，但肿瘤直径为 2～5cm 和≥5cm 的两组乳腺癌 5 年复发率分别为 22%和 24%，后两组的差异甚小，故多数认为，乳腺癌原发肿瘤的直径 2cm 是一个重要的生物学转折点。此外，还可发现原发肿瘤的大小作为独立的预后因子在淋巴结阳性的病例中对预后的影响较大，而在淋巴结阴性的病例中对预后的影响相对较小。

由于许多乳腺癌呈不对称生长，因此通常采用肿瘤的最大径来表示肿瘤的大小。但临床所扪及的肿瘤大小常与病理所测得的结果均有差异，因而在讨论肿瘤大小与预后的关系时，除要求临床医师准确测定外，大体标本的测量应该在显微镜下被核实。由于肿瘤的导管内成分及周围组织的反应性改变也会成为大体测量的一部分，而只有肿瘤的浸润性部分才能作为镜下测量的对象。由此可见，镜下核实肿瘤的大小，尤其是<1cm 的病灶十分重要。

（2）腋淋巴结转移状况：腋淋巴结转移与否、转移的数目及部位、有无淋巴结微转移灶及转移淋巴结与周围组织的关系是乳腺癌分期、治疗及评价预后的重要指标之一，患者的生存期、局部复发、复发的时间和远处转移等均与腋淋巴结的转移状况密切相关。

目前建议病理科医师至少应镜检 10 个淋巴结以准确评价腋淋巴结转移的状态。腋淋巴结阴性的患者 10 年无瘤生存率在 70%～80%，而腋淋巴结阳性者 10 年无瘤生存率则在 30%以下。腋淋巴结镜检的结果一般根据预后由好到差将患者可以分作如下几组：无淋巴结转移和仅有 1～3 个淋巴结转移组，有 4～9 个淋巴结转移组，以及 10 个以上淋巴结有转移组。腋淋巴结转移数目与乳腺癌患者的生存率密切相关，生存率随着阳性淋巴结数目的增多而降低。

转移淋巴结的部位也与乳腺癌患者的生存时间有密切关系。癌细胞通过脉管或淋巴管向腋窝淋巴结转移，通常是先到低位淋巴结，后到高位。有研究表明，仅有腋下组（低位或胸小肌外侧组）淋巴结转移者 5 年生存率为 65.2%；腋中组（中位组或胸小肌后组）淋巴结转移者为 44.9%；而腋上组（高位组或锁骨下组）淋巴结有转移者，其 5 年生存率仅 28.4%。若肿瘤从腋窝淋巴结继续转移到锁骨上淋巴结及向对侧乳腺淋巴引流区转移时，则说明病程已属晚期，预后很差。

习惯上常以淋巴结转移灶的大小来衡量淋巴结受累的程度，直径>2mm 者为明显转移，≤2mm 者为微小转移。近年来，运用免疫组化法检查腋淋巴结的微小转移，在传统方法检查为阴性的病理切片中发现，13%的淋巴结存在微小转移。有研究表明，10%～20%发生远处转移的乳腺癌患者，在手术时未发现淋巴结转移，认为隐匿或微小转移为其主要原因。中国军事医学科学院以 AE1、AE3 为探针，采用 APAAP 免疫组化法分析了 45 例淋巴结阴性乳腺癌的 635 枚淋巴结进行分析，发现微小转移率为 20%，并通过长期随访发现有微小转移组的 5、10 年生存率均明显低于无微小转移组。但是，淋巴结微转移的预后意义目前仍有分歧。尽管有一部分研究认为淋巴结微小转移会影响乳腺癌患者的无瘤及总体生存期，但另一些研究则不支持这一结果，如荷兰 Ludwig 国际癌症研究中心在 1999 年发表的研究数据显示，淋巴结的微小转移对预后无明显影响。近年来，由于前哨淋巴结活检的开展，对淋巴结的微小转移的精确检测手段（如对所有淋巴结都行连续切片或免疫组化等）也逐渐被列入前哨淋巴结的常规检测项目，从而更准确地推测腋窝淋巴结群的转移情况。

转移淋巴结的癌细胞侵犯到淋巴结外软组织也是预后不好的征象，但目前其预后价值也有争议。淋巴结外浸润较常见于腋淋巴结有 3 个或 4 个以上阳性的患者中。据研究发现，伴有淋巴结外浸润的 1～4 个腋淋巴结转移阳性的乳腺癌患者的复发率较≥4 个淋巴结阳性的患者的复发率高，对于 4 个以上淋巴结阳性的病例，淋巴结外浸润的预后价值不明显。

（3）远处转移状况：对于初诊晚期或是治疗后发生的远处转移病例是预后恶劣的指征，但由于乳腺癌的生物学行为相对良好，远处转移患者虽然基本没有治愈的希望，但还是可能带瘤长期生存。乳腺癌远处转移的最常见部位为肺、骨、肝，其发生率分别为 15%～20%、20%、10%。有研究发现发生肺转移的病例的中位生存时间在 42 个月左右，对于可手术切除转移灶的患者，其术后 5 年生存率可达 27%～50%；乳腺癌骨转移部位多见于脊椎、肋骨、骨盆和颅骨，乳腺癌脊柱骨转移的中位生存期为 14.5 个月，接受手术后其中位生存期可达 24 个月左右；发生肝转移的患者，其中位生存时间一般短于 6 个月，对于可手术切除患者，平均生存时间为 8 个月。

（三）乳腺癌的组织病理学因素

（1）乳腺癌的组织病理学类型：根据 WHO 的组织学分类法，乳腺癌可分为非浸润性和浸润性两大类。按不同组织来源分，非浸润性癌分为导管内癌和小叶原位癌两类，而浸润性癌则分为浸润性导管癌、浸润性小叶癌及特殊类型浸润性癌，其中浸润性导管癌较常见，占 65%～80%。乳腺癌的组织病理学类型也是影响乳腺癌预后的重要因素。特殊组织学形态的浸润性癌一般预后较好，而普通组织学形态的浸润性癌则多数预后较差。有文献报道，前者的 10 年生存率为 62.8%，而后者仅为 39.5%，对于病灶中有 2 个或 2 个以上的组织病理学类型共存的患者而言，其预后的评价一般取决于预后最差的那个成分。

非浸润性乳腺癌指癌细胞局限于导管基膜内的浸润前期癌，因其病变局限，不发生转移，所以其预后明显好于浸润性癌。导管内癌有粉刺型（实质型）、筛状型和乳头状型 3 个亚型，其中粉刺型局部切除后较易复发，故其预后较其他两型差。导管内癌若不经治疗大部分会发展成为浸润性癌，但其淋巴结转移率很低，仅 0.5%～1.5%。小叶原位癌常在组织切片中偶然发现，占乳腺癌的 1.5%。小叶原位癌一半以上为多中心性，30%～40%为双侧性。小叶原位癌发展缓慢、预后良好。

浸润性导管癌和浸润性小叶癌都来自终末导管-小叶单位（TDLU）。在组织病理学上，浸润性导管癌肿瘤细胞形成不同程度的导管结构或形成实质性巢状和索状结构向间质浸润。1/2 的浸润性小叶癌具有典型的组织病理学特征：由大量体积小缺乏间质的细胞以弥散的方式向周围间质浸润或者形成单个条索状结构，其间可见正常的导管和小叶结构。与典型的小叶癌相对的是浸润性小叶癌的变异型，包括泡状型、多态型、印戒型和混合型。根据文献报道，典型的小叶癌与浸润性导管癌的预后无显著性差异，但多数学者认为典型的小叶癌较变异型，特别是多态型和印戒型的预后较好。

除了浸润性导管癌和浸润性小叶癌以外，还有许多特殊类型的浸润性乳腺癌。其中，预后相对较好的有腺管样癌、浸润性腺管小叶癌、浸润性筛样癌、黏液样腺癌及分泌型癌，预后相对较差的有伴化生的乳腺癌、印戒细胞癌、炎性乳腺癌、富脂质癌及髓样癌。腺管样癌的腋淋巴结转移率有文献报道为 0～25%，腺管样癌的复发率是 3%～10%，淋巴结有转移者容易发生远处转移，但其总生存率超过浸润性导管癌。浸润性腺管小叶癌通常与小叶原位癌并存，一项研究表明，多中心病灶的腺管小叶癌腋淋巴结转移及复发的概率大于单纯的腺管样癌，据文献报道，浸润性筛样癌淋巴结转移率及肿瘤的复发率均明显低于浸润性导管癌。黏液样腺癌最常见于老年患者，其腋淋巴结及远处转移率往往较低（4%～15%），且转移的发生较晚，预后亦较一般的浸润性导管癌好。分泌型癌较罕见，儿童的分泌型癌一般属于低度恶性的肿瘤，预后良好，其腋淋巴结转移也有报道，但通常少于 3 个，成人此型极其罕见，且报道的随访结果不一致。伴化生的乳腺癌很少见，因此很难预计它们的生物学行为，但多数学者认为该类型倾向于局部复发及具有较高的远处转移率。印戒细胞癌可与小叶癌共存，单纯的印戒细胞癌具有明显的侵袭性，且发生远处转移的部位较特殊，例如腹膜和浆膜等。炎性乳腺癌被认为是侵袭性最强的乳腺癌类型，发病年龄为绝经后略多，大多数为分化差的浸润性导管癌，其预后极差，大多数患者在诊断后 5 年内死亡，行综合治疗后 5 年生存率仅为 25%～48%。富脂质癌属于一种罕见的高度恶性乳腺癌，由于其大体形态缺乏恶性肿瘤的特征，故常易产生误诊。大多数文献报道的病例在发现肿瘤时都已有腋淋巴结的转移。髓样癌以往曾被认为预后良好，但最近的几项研究却发现髓样癌患者的生存率并不见得高于一般的导管癌患者。据国内 4396 例乳腺癌的分析，髓样癌伴大量淋巴细胞浸润的预后较好，而无淋巴细胞浸润者的预后相对较差，目前我们把髓样癌同浸润性小叶癌一道归入预后中等的乳腺癌类型中。

（2）乳腺癌的分级：乳腺癌分级对乳腺癌预后的重要影响早已得到公认。早在 1925 年，Greenhaugh 根据细胞异型性和病理性核分裂像的多少第一个对乳腺癌进行分级，并发现乳腺癌的分化程度是影响乳腺癌预后的重要因素。I I 级乳腺癌术后 5 年生存率为 68%，为低度恶性；Ⅱ级乳腺癌术后 5 年生存率为 32%，为中度恶性；Ⅲ级乳腺癌术后 5 年生存率为 0，为高度恶性。1960 年以后,各种分级方法争相涌出，有的按细胞核的特征分级，有的按照组织结构分级，也有的将两者结合起来。

由 Black 和 Speer 创立而经过后人不断改进的“改良 Black 核分级法”是目前最为常用的核分级法，该分级法根据肿瘤细胞的核大小、核膜、染色质、核仁和每 10 个高倍镜视野核分裂数将肿瘤细胞分为Ⅰ～Ⅲ级，级数和细胞的分化程度呈负相关，即级数越高分化程度越差。

乳腺癌的组织学分级法包括了对浸润性癌的生长方式及细胞特征的评估。目前，由 Elston 和 Eliis 提出的 Nottingham 乳腺癌分级法是欧洲最流行的一种组织学分级方法，其分级内容包括腺管形成、细胞核的形态及每 10 个高倍镜视野核分裂数，每个参数都分为 3 级，将三者合计得出总分。3～5 分为Ⅰ级，分化好；6～7 分为Ⅱ级，中度分化；8～9 分为Ⅲ级，分化差，分级越高则肿瘤分化越差。有研究分析，组织学分级的Ⅰ、Ⅱ和Ⅲ级的 5 年生存率分别为 82.0%、63.4%和 49.5%，其差异有统计学意义。

将细胞核的特征和组织结构两者结合起来的分级方法，主要有被广泛采用的 Scarff-Bloom-Richardson（SBR）分级系统。其分级内容包括：①腺管形成。②细胞核的大小、形态及染色质的不规则程度。③染色质增多及核分裂像。以上每个参数都分为 3 级，每个评分为 1、2、3 分，将三者合计得出总分。3～5 分为Ⅰ级，低度恶性；6～7 分为Ⅱ级，中度恶性；8～9 分为Ⅲ级，高度恶性。有资料显示，Ⅰ、Ⅱ和Ⅲ级的乳腺癌腋淋巴结转移率分别为 41%、55%和 69%，其差异有统计学意义，表明肿瘤的分化程度与其转移能力和生存率显著相关。

值得注意的是，乳腺癌分级所存在的最大的问题是评估的可重复性还不够理想，即存在观察者自身及观察者间的不一致性。目前，所有的分级方法都无法脱离主观的成分，因此而影响评估的可重复性。目前解决此类问题的主要措施是加强检查者的专业培训及不断改进分级方法。

（3）肿瘤的脉管浸润：脉管浸润是肿瘤的淋巴管渗透和血管浸润的统称，如此命名是由于在许多组织病理学切片中两者很难区分。有研究发现腋淋巴结阴性的患者如伴有肿瘤的淋巴管渗透，其局部复发率及治疗的失败率明显高于不伴有脉管浸润的患者，且这种不良的预后与是否存在隐性淋巴结转移无关。Lee 等分析 221 例早期乳腺癌的预后情况，有脉管侵袭组的 5 年和 10 年 DFS 分别为 60%和 44%，而无脉管侵袭组则分别为 90%和 88%，差异有统计学意义。另有研究显示，脉管浸润现象与腋淋巴结转移的情况密切相关，故认为它并不独立于腋淋巴结而影响预后。国外文献报道的癌细胞淋巴管浸润和血管浸润的发生率为 4%～50%，诊断标准的不一致是造成大差异的主要原因。只有看到癌栓位于一个内衬内皮细胞的管腔中，而且可确定所在的脉管在肿瘤附近而不是在其内部时才能诊断脉管浸润。此外，检测过程中的不确定因素及肿瘤周围的间质反应都可能影响脉管浸润的诊断。有人认为可以通过免疫组化染色检测内皮细胞的标志物来区分脉管和乳腺导管结构，但临床试用后效果并不满意。

（4）肿瘤坏死：癌组织伴有灶性坏死在乳腺癌尤其是组织分级较高的导管癌中较为常见。目前，肿瘤坏死对乳腺癌患者预后的影响存在分歧，大部分报道认为肿瘤坏死提示预后不良，但也有一部分研究不支持这一结论，如有研究报道乳腺癌患者接受新辅助化疗后，获病理完全缓解的患者中肿瘤坏死的阳性率明显高于未获病理完全缓解的患者。

（5）微血管计数：微血管计数（MVD）对乳腺癌预后的影响目前仍存在争议。多位学者的研究发现 MVD 较高的患者 5 年生存率明显低于计数低者（$P=0.0066$）；在肿瘤组织中高水平的血管增殖与患者 DFS（RR＝3.1）和 OS（RR＝2.9）有很强的相关性。而 Axelsson 等的对 110 例淋巴结阳性乳腺癌患者的研究结果提示 MVD 指标与 DFS 和 OS 无明显相关性。造成这些结论差异的原因主要在于目前尚无统一的标准来进行 MVD。

（6）瘤间质的特点：瘤间质对乳腺癌患者预后的影响尚处于争议中。以往曾认为间质的含量及间质中有无弹力纤维存在或淋巴细胞浸润可能与预后有关，但此结论还有待进一步评价。

（四）雌激素、孕激素受体表达状况

近几十年来，乳腺癌中雌激素、孕激素受体（ER 和 PR）水平的临床意义已经得到了充分的认识，且检测雌激素、孕激素受体水平已成为评估原发性乳腺癌的标准手段之一。激素受体的存在提示乳腺上皮的增生仍受激素的调控。一般来说，激素受体阳性的肿瘤分化较好，多呈双倍体，增生分数较低，且发生内脏转移的概率较低，对内分泌治疗敏感；而受体阴性的乳腺癌通常分化较差，异倍体多见，增生分数较高，容易发生内脏（尤其是肝脏）及脑转移，并对内分泌治疗反应较差。联合多家研究中心的资料显示激素受体阳性的晚期乳腺癌自然病程发展较缓慢，生存期较长；而此类病例在接受内分泌治疗后，有 50%～60%的患者病情得到控制（肿瘤无进展或者缩小）。研究还发现对腋淋巴结有转移的患者，了解激素受体状况更具有预后价值。另有研究显示，ER 和 FR 的表达与乳腺癌患者发病时的月经状况也有关系，绝经后患者的受体阳性率明显高于绝经前患者。

近年来，随着新的研究技术的开发和利用，人们发现 50%的乳腺癌 ER 为阳性。ER 有 ERα 和 ERβ 两种类型，目前用于临床的是 ERα。大多数的研究者认为 ER 可作为判断乳腺癌预后的一项客观指标。但最近有研究显示，在除外对内分泌治疗的影响后，ERα 对乳腺癌预后的提示作用较弱，并不是乳腺癌的独立预后因素。但 ERα 对预测内分泌治疗效果有极其重要的作用，内分泌治疗的有效率与 ERα 表达程度呈正相关，ERα 阳性者内分泌治疗的有效率为 60%，ERα 阴性者仅

为5%～10%。对于乳腺癌术后的患者ER水平还是预计无瘤生存的很好的指标，而对于复发和有远处转移的病例，它则有助于估计肿瘤对内分泌治疗的反应性。

PR的表达受到雌激素的调节，缺乏ER时很少表达PR，而PR的存在则提示ER具有活力，故大多数PR阳性的乳腺癌ER也同时为阳性，研究显示，只有10%的乳腺癌是ER阳性，而PR则是阴性。PR阳性的乳腺癌患者的预后好于PR阴性者。Jakesz在2003年ST.Gallen国际乳腺癌会议上报道了ABCSG临床试验的6年研究结果，对1040例绝经前和1975例绝经后乳腺癌患者随机分组，分别接受化疗及内分泌治疗，结果显示，PR阴性者的6年DFS为72%，而PR强阳性者为82%，结果有统计学意义。

ER、PR的联合表达状况也明显地影响乳腺癌患者的预后。大量研究显示，在所有ER、PR的4种组合中，ER、PR均为阳性组的DFS最高，其次为ER阳性、PR阴性组，ER阴性、PR阳性组则为第三，DFS最低的为ER、PR均阴性组。众多学者综合目前的研究提出激素受体表达状况对预后影响的结论是：①激素受体尚难肯定为乳腺癌的独立预后因素。②ER状况对预后的判断价值大于PR状况。③激素受体状况对中晚期病例的预后判断价值大于早期病例。④激素受体水平对预后判断的价值绝经前大于绝经后患者。

（五）DNA倍体情况

乳腺癌细胞中的DNA倍体含量与乳腺癌细胞的分化程度密切相关，对判断预后有重要的参考价值。DNA含量检测的结果通常与乳腺癌的临床病理特性相关。以二倍体DNA为主的肿瘤倾向于低度恶性，且ER和PR多为阳性，且倾向见于预后良好的病理类型，如腺管样癌、鞘液样腺癌和乳头状癌；而异倍体为主的肿瘤则多表现为分级较高且激素受体阴性，且更多见于恶性程度较高的乳腺癌，如髓样癌。还有研究发现，DNA倍体也与肿瘤的分期（大小、淋巴结状况）有关，异倍体更多地见于体积大、淋巴结转移率高的肿瘤中。关于DNA倍体情况的预后意义目前仍存在争议。如Fallenius等研究发现DNA倍体预测预后是个独立因素，而有关细胞DNA分析的学术会议的意见则认为DNA倍体尚不能作为一个独立的乳腺癌的预后指标。

（六）肿瘤增殖指数

肿瘤增殖指数是用于预测乳腺癌细胞生物学行为的一个重要指标，其常用的描述方法为分裂指数，即每单位面积或一定数量细胞中有丝分裂像的数量。目前主要的描述方法为胸腺嘧啶标记指数、S期细胞比例（SPF）的流式细胞分析及肿瘤增殖指数的免疫组织化学测定（Ki67、增殖细胞核抗原、组蛋白H_3及KiSI/拓扑异构酶等）。SPF是目前研究较多结论较为肯定的描述方法之一，由流式细胞分析所获得的S期细胞比例反映了肿瘤的增殖活性，其数值与肿瘤细胞的DNA倍体相关：二倍体较异倍体的S期细胞比例低。有研究认为低S期细胞比例联合DNA倍体可作为乳腺癌患者的复发及生存情况的评估指标，高S期细胞比例乳腺癌的复发率明显增高。此外，还有报道用流式细胞分析法测定细胞增生率有助于预测肿瘤对化疗及内分泌治疗的反应性。胸腺嘧啶标记指数可以反映进入细胞周期M期及S期的细胞量，该指数是患者能否获得长期无瘤生存的预后指标，且不受肿瘤的临床病理学性质的影响。但是，该检测方法只能用于新鲜组织，操作方法也较烦琐，故目前尚未被广泛使用。Ki67是免疫组织化学测定法应用最多的标志物，它存在于细胞增殖周期的G_1、S、G_2和M期，而在G_0缺如，可用于评估肿瘤细胞的增殖活性，其表达与肿瘤分化程度、浸润和转移等有关。

研究发现 Ki67 染色细胞的比例与乳腺癌的分级及激素受体状况密切相关，而且与患者的生存期呈明显的反比关系。

（七）分子生物学指标

（1）癌基因：影响乳腺癌预后的癌基因主要包括表皮生长因子受体（EGFR）基因、C-myc 及 int-2 基因。

EGFR 基因在人类目前发现有两种，即 EGFR-1 基因（又称 C-erbB-2 或 HER-1 基因）和 EGFR-2 基因（又称 HER-2/neu 基因或 C-erbB-2 基因）。EGFR-1 基因产生的蛋白产物为表皮生长因子受体（EGFR），是一种酪氨酸蛋白激酶的细胞受体，其与相应的配体 EGF、TGF 结合后，介导细胞内信号传导，引起细胞的过度分裂、增殖及恶性变，因此其表达与乳腺癌的组织学密切相关。另有研究表明 EGFR 与激素受体状态呈负相关，受体阴性者，EGFR 阳性。目前，EGFR 对乳腺癌预后的影响仍存在分歧，但大多数研究表明 EGFR 高表达组的预后明显差于低表达组。

Her-2/neu 基因是近年来最热门的乳腺癌预后的分子生物学因子。Her-2 是一种跨膜酪氨酸激酶受体，具有刺激并调节细胞生长、生存和分化的作用，其在正常的乳腺细胞（甚至非典型增生）中低表达，而在 20%～30%的乳腺癌中可过度表达，而原位癌与转移性乳腺癌中 Her-2 的表达可能要更高一些。研究显示 Her-2 的表达与组织学分型、分化、肿瘤分期、肿瘤倍体及增值指数明显相关，并与激素受体表达亦呈明显的负相关。目前，大多数研究认为，Her-2 表达对乳腺癌的预后有重要的意义，尤其是在淋巴结转移阳性的病例中。Slamon 等研究发现 Her-2 基因扩增可独立地作为淋巴结转移阳性的乳腺癌患者 DFS 和 OS 的预测指标，甚至是比 ER、肿瘤大小等更有价值的预后指标。Her-2 表达与乳腺癌对化疗反应性有关，是首个发现的可以用来预测化疗疗效的指标。Her-2 基因扩增或过度表达可能是对最佳剂量蒽环类药物辅助化疗敏感的标志物。1944 年，Muss 等第一次报道了 Her-2 基因扩增或蛋白过度表达的患者对含有蒽环类药物化疗方案效果较好，随后世界上许多研究小组都进行了回顾性的研究，证实了 Her-2/neu 与蒽环类药物的关系并发现了这种关系的生物学机制。如 NSABP B-11 研究证实，对于 Her-2 阳性组患者，含蒽环类药物的化疗组能提高 DFS 和 OS，其中 DFS 具有统计学意义。还有研究也显示 Her-2 表达能预测内分泌治疗的效果，Her-2 阳性的患者对激素治疗耐药性，但两者的关系还有待进一步的研究证实。

影响乳腺癌预后的其他癌基因主要还有 C-myc 和 int-2 基因。据报道，18%～58%的乳腺癌有 C-myc 基因的扩增。C-myc 在细胞增殖和内分泌调节中发挥重要作用，激活的 C-myc 在 Ras 癌基因的协同下，可导致细胞无限增殖，获得恶性表型 C-myc 基因表达失控将导致细胞恶性变，C-myc 基因在乳腺癌中的扩增常提示早期复发或生存期缩短。int-2 基因在乳腺癌中的扩增率为 4%～23%，较多见于年轻患者、有淋巴结转移者及 ER 阳性乳腺癌。有研究报道称 int-2 基因扩增与乳腺癌的某些临床病理特点有关；int-2 基因扩增与肿瘤体积显著性相关；int-2 基因扩增患者预后显著差于无扩增者；int-2 基因扩增与无复发生存期短显著性相关，在无淋巴结转移患者中；int-2 基因扩增预后意义尤其明显。

（2）抑癌基因：目前研究较多的抑癌基因主要有 p53、nm23、PTEN。

p53 是迄今发现与人类肿瘤相关性最高的基因，也是目前被研究得最多的抑癌基因。p53 是一种核转录调控因子 TA，能上调和下调转录水平，野生型 p53 能诱导细胞凋亡与 DNA 修复。p53 蛋白是 p53 基因突变的产物，可以消除正常 p53 的功能，促进肿瘤发生。有研究显示，p53 蛋白阳性与乳腺癌的早期转移及患者存活期短相关；与肿瘤的高增生率、早期复发相关；与雌激素受体阴性、EGFR 阳性和肿瘤的高分级有关，p53 的预后价值目前仍存在争议。大部分研究显示，p53 基因突变或蛋白过度表达与乳腺癌患者的 DFS 和 OS 较低相关，如 Montero 等研究提示 p53 与肿瘤大小、组织学分级和 PR 状态一样是有显著意义的独立预后因素。而 Horita 等则报道 p53 对于乳腺癌无独立的预后价值。此外，p53 对于放疗、化疗及内分泌治疗的预测尚待进一步研究。

nm23 基因是 Steeg 等在 1988 年采用消减杂交法从 7 个转移潜力不同的 K-1735 鼠黑色素瘤细胞株中分离鉴定出来的，乳腺癌是 nm23 基因研究较多的肿瘤之一。大量研究发现，nm23 蛋白在乳腺良性疾病中的表达要高于在乳腺癌组织中的表达。在乳腺癌组织中 nm23 蛋白的表达与年龄无关；与组织学分级、临床分期、淋巴结转移呈负相关。组织学分级越低、临床分期越早、无淋巴结转移者 nm23 蛋白阳性率越高，反之 nm23 蛋白阳性率越低，癌细胞转移浸润能力强，发生转移的危险性高，预后差。此外，有研究报道 nm23 与 ER 状态呈正相关，ER 阳性乳腺癌 nm23 蛋白表达阳性率高于 ER 阴性者。因此，nm23 蛋白低表达或无表达可能与乳腺癌发生转移有关，可作为乳腺癌转移潜能的判断指标，通过对 nm23 蛋白表达程度的检测，有助于判断肿瘤转移情况和评估预后。

PTEN 发现于 1997 年，是一种位于 10 号染色体（10q23）的抑癌基因。其表达产物在人体多种恶性肿瘤细胞增殖和分化的调控中起非常重要作用。Perren 等报道乳腺癌 15% PTEN 蛋白阴性，18% PTEN 蛋白表达减弱。众多科研人员的研究结果显示，腋窝淋巴结转移组乳腺癌组织中 PTEN 蛋白表达显著低于无淋巴结转移组，提示 PTEN 蛋白表达缺失与腋淋巴结转移有关，说明 PTEN 蛋白低表达病例，其肿瘤恶性程度较高，易出现浸润和转移，而且随着肿瘤细胞分化程度的减低，PTEN 表达也逐渐下降，PTEN 在诱导肿瘤细胞分化过程中可能起重要作用。

（3）腺癌易感基因：据统计，乳腺癌中 5%～10%具有家族遗传性，其中 85%是具有 BRCA1 或 BRCA2 基因突变。BRCA1 是与家族性乳腺癌和卵巢癌相关的基因，其表达的蛋白能与 DNA 结合，参与正常乳腺细胞周期调控，抑制细胞分裂，促进细胞分化。BRCA1 基因突变导致上述细胞调控功能减弱或丧失而导致细胞恶性变。Foulkes 等证实，BRCA1 突变与年轻发病、分级差、雌激素受体阴性和 p53 过度表达有关。Cox 多因素分析显示 BRCA1 是独立的预后因子。Stoppa 等发现 BRCA1 突变组与未突变组的 OS 分别为 49%和 85%，差异具有统计学意义。BRCA2 基因突变与男性乳腺癌明显相关，在男性乳腺癌家族中，BRCA2 突变率高达 80%。

（4）雌激素反应蛋白：目前研究较多的雌激素反应蛋白主要有 pS_2 和热休克蛋白。

pS_2 由 Masialowski 于 1982 年发现。在乳腺癌细胞内，pS_2 蛋白只在雌激素控制下才能被转录，从而认为 pS_2 蛋白是一种乳腺癌雌激素诱发蛋白。pS_2 蛋白的表达依靠肿瘤中的 ER 而存在，其表达与 ER、PR 状态密切相关，与 ER、PR 表达呈正相关。目前大多数研究认为，pS_2 可作为乳腺癌的预后因素，且 pS_2、ER、PR 表达均阳性的患者对内分泌治疗反应好，可以此指导临床治疗。

热休克蛋白（HSP）是人体对环境和生理变化的一种反应性蛋白，受雌激素调节。根据分子质量不同，可分为 HSP 27、HSP 70、HSP 90 等。HSP 70 在肿瘤组织特别是恶性肿瘤组织中有高表达现象，多位学者报道 HSP 70 的表达与肿瘤的恶性程度有关，随肿瘤的恶性程度升高而阳性表达增强。

此外，有研究认为HSP的表达和化疗耐受相关，HSP 27高表达时易对化疗药耐受，特别是对多柔比星。Thor在单因素分析中证实，HSP与DFS相关，但多因素分析认为HSP不是一个独立的预后因素。关于HSP的预后意义目前尚未得出肯定的结果，还有待进一步的研究。

（5）细胞周期相关基因：研究发现与乳腺癌预后相关的细胞周期相关基因目前主要有p27、p21及Cyclin D1。p27是1994年由Polyak等发现的一种相对分子质量为27000的热稳定蛋白，介导CDK激酶活性的抑制，并与细胞周期的调控功能密切相关。p27高表达抑制CDK活性，使肿瘤细胞停滞于G_1期，诱导肿瘤细胞凋亡，而p27低表达则加速肿瘤细胞由G_1期向S期转化，肿瘤细胞合成增多，促使肿瘤发展。目前，大多数研究结论是p27蛋白低表达预示乳腺癌预后不良。p21蛋白在细胞周期调节过程中起负向调节的作用。Cyclin D1调节细胞周期G_0～S期的过渡，是G_0期细胞增殖的关键蛋白。有研究证实，p21蛋白和Cyclin D1是影响乳腺癌DFS和OS的独立预后因素，p21阴性者预后较好，Cyclin D1基因扩增则提示预后较差。

（6）与肿瘤浸润、转移相关的因子：目前研究较多的此类因子主要有组织蛋白酶D（Cath-D）、u-PA、PAI、血管生成因子、骨髓微转移（BMM）。组织蛋白酶是乳腺癌中意义较大的一种酸性溶酶体蛋白酶。正常乳腺组织中表达低水平的Cath-D，癌细胞中Cath-D的分泌则增加。有研究发现Cath-D是乳腺癌患者独立的预后指标，含量高的患者预后差。u-PA、PAI的预后价值目前尚有争议，Foekens等研究发现无论是在淋巴结阴性或淋巴结阳性的患者中，u-PA和PAI-1都是独立的预后指标，但Bouchet等研究发现u-PA，PAI-1、PAI-2的水平在淋巴结阳性患者中，三者都无预后价值。大多数研究均认为血管生成因子是乳腺癌患者的独立预后因子，其与乳腺癌的DFS和OS呈负相关。骨髓微转移目前研究较多，大多数研究认为，乳腺癌患者骨髓微转移阳性是一不良的预后指标，并且是对DFS及OS的一个独立预后因素。

综上所述，乳腺癌的预后涉及多个方面，临床医师在判断乳腺癌患者的预后时必须考虑到多个因素对预后的影响，只有这样才可能做出准确的判断。

（八）乳腺癌复发风险

根据St Gallen会议提出的指导原则，乳腺癌患者术后的复发风险可分为3种。

（1）低风险：转移淋巴结阴性，且同时具备以下5条者：①标本中病灶大小（pT）≤2cm。②且组织学/核分级为1级。③瘤周脉管未见肿瘤侵犯。④Her-2基因没有过度表达或扩增。⑤年龄≥35岁。

（2）中风险：转移淋巴结阴性，且以下5条中至少具备1条者。①标本中病灶大小（pT）＞2cm。②分级为2～3级。③瘤周脉管肿瘤有侵犯。④Her-2基因过度表达或扩增。⑤年龄＜35岁。

如果转移淋巴结有1～3个阳性，而未见Her-2过度表达或扩增，亦可列为中风险。

（3）高风险：转移淋巴结1～3个阳性，并Her-2过度表达或扩增，则为高风险；如果转移淋巴结≥4个阳性，则不论其他情况如何均多列为高风险。

二、乳腺癌的随访

随访是指定期按计划地对治疗后无症状的患者进行检查。乳腺癌的复发和转移可能发生于治疗后的任何时间，因此乳腺癌患者治疗后的随访应该是一个终身的过程。随访可以给患者带来生存期延长、生活质量提高的益处，通过随访可以早期发现复发与转移、第二原发肿瘤及治疗相关的并发症，并指导康复。另外，通过随访可以积累自然病程、治疗有效率和治疗毒性不良反应的资料，因此对于治疗水平的提高，随访起到了极其重要的作用。然而，并不是越频繁检查项目越多的随访则越好。目前认为，随访性检查的频率应与复发的风险平行，术后 5 年内乳腺癌患者复发和转移的风险较高，随访的时间间隔较短。术后 5 年以上的患者肿瘤复发和转移的风险明显降低，随访的时间间隔可适当延长。乳腺癌患者治疗后的基本随访项目为定期询问病史、进行体格检查及乳腺 X 线检查，服用他莫昔芬的患者尚需进行盆腔检查。而骨显像、血液学检查包括肿瘤标志物检查、CT 等检查不推荐作为常规随访检查项目。国内外权威机构推荐的具体随访方法如下。

（一）浸润性导管癌治疗后的随访

（1）在术后 3 年内每 3～6 个月复查 1 次，3～5 年内每 6～12 个月复查 1 次，5 年后每年复查 1 次。随访项目包括随访间期的病史和体格检查。

（2）乳腺切除的患者，对侧乳腺每年 X 线检查 1 次。患侧保乳术后 6 个月行 X 线检查，其后双乳每年摄片 1 次。

（3）服用他莫昔芬的患者建议每年进行盆腔检查 1 次。

（4）教育患者每个月自我检查乳房 1 次。

（二）非浸润性导管癌治疗后的随访

（1）术后 5 年内每 6 个月采集随访间期的病史并进行体格检查。5 年后每年进行 1 次。

（2）乳腺切除的患者，对侧乳腺每年 X 线检查 1 次。患侧保乳术后 6 个月行 X 线检查，其后双乳每年摄片 1 次。

（3）服用他莫昔芬的患者建议每年进行盆腔检查 1 次。

（4）教育患者每个月自我检查乳房 1 次。

（三）个体化随访

乳腺癌的治疗是在循证医学证据的基础上的个体化治疗。随访策略的制订也应个体化。

（1）对于有高危因素的患者如年龄＜35 岁、淋巴结转移数目多（4 个以上）或清扫不彻底、脉管瘤栓、双受体阴性、Her-2/neu 阳性的患者，应采用加强随访，随访项目还应包括胸部 X 线片、腹部 B 超、基线骨显像片。因为目前为止没有高危人群的随机对照研究证明，最少的临床随访与加强随访对提高生存无差别。

（2）对于有症状和体征提示可疑复发的患者推荐进行相关检查。如怀疑局部复发，应进行细胞或病理学检查。

（3）对于心理负担重的患者，在常规检查项目的基础上适当增加检查项目以减轻心理压力，并适当进行安慰和疏导，可能对防止复发有益。

（4）乳腺癌的发病与情绪有关，情绪不佳的患者应注意随访并提醒患者调整情绪。

（5）临床随访花费少，对于经济条件差无条件进行加强型随访的高危患者进行临床随访会对患者有益，远远好于不对患者进行随访的。

第八节 乳腺癌的普查和预防

乳腺癌是一种严重威胁妇女生命健康的疾病，依据 WHO 公布的的统计资料，乳腺癌已成为全球女性首发的恶性肿瘤，2000 年全球女性乳腺癌新发病例超过 100 万，标化世界人口发病率为 35.66/10 万人口，标化死亡率为 12.51/10 万人口。美国为乳腺癌高发国家，其发病率呈明显上升趋势，我国为乳腺癌的低发国，但近年来的临床观察结果提示，我国乳腺癌发病率在不断上升，年龄有明显提前趋势，而且我国临床诊断的乳腺癌病期偏晚。因此，重视本病的预防性研究是十分重要的。在未来一段时间内，争取早期发现、早期诊断及合理的治疗仍然是控制乳腺癌的基本策略，发现一个较早期的乳腺癌对患者的意义远大于目前任何治疗方案。

一、乳腺癌的普查

（一）乳腺癌普查的基本措施

目前在全球范围内普遍采用的乳腺癌普查的基本措施主要有 3 种：乳腺 X 线筛查、临床体检及自我检查。

（1）乳腺 X 线筛查：大量的研究已经证实，乳腺 X 线检查是目前最有效的早期发现乳腺癌的方法。乳腺癌在 X 线中的直接征象主要包括肿块结节影和微小钙化。恶性肿块阴影常不规则，边缘有毛刺，密度较周围腺体高。微小钙化灶在乳腺癌早期诊断中具有十分重要的临床意义。研究发现在乳腺普查中一半的未扪及肿块的乳腺癌是由于微小转化灶的存在而检出的；而 70％的乳腺导管内癌的检出归功于 X 线发现了微小钙化灶。但是，并非所有的乳腺 X 线片上的微小钙化灶都是恶性的。乳腺癌的钙化点一般表现为泥沙样，成簇或沿导管呈区段分布。若在每平方厘米中有 15 个以上的细小钙化点时常需考虑为乳腺癌。

尽管 X 射线对人体有害并诱发乳腺癌，但随着乳腺 X 线摄影技术的不断发展，设备的更新换代使检查者所接受的 X 线量也明显下降（每次检查接受的辐射剂量＜0.2cGy），乳腺摄片对患者可能带来的伤害已大大减小；X 线片的清晰度较前大大提高，同时计算机辅助技术等的联合应用使乳腺 X 线检查在普查中的效果也大幅度提高。美国放射学会建议，每位健康妇女应拍摄乳腺的资料 X 线片，以供今后普查和诊断时作参考。由于年轻妇女的乳腺正处于对射线敏感的时期，故摄片的年龄不宜迟于 40 岁。若受检妇女本人有乳腺癌病史，或有乳腺癌家族史者，摄片的年龄应该提前。以后根据物理检查、X 线检查情况和患者的高危因素等，再决定摄片的间隔时间是 1 年还是 2 年。随着放射技术的不断改进，明确了应用的乳腺 X 线摄影对妇女的危害，尤其是诱发乳腺癌的可能性已是极小。因此，目前国内多主张乳腺癌普查年龄应掌握在≥35 岁。

尽管乳腺 X 线检查是目前最有效的早期发现乳腺癌的方法，但仍有可能存在漏诊的情况。目前，对于乳腺 X 线检查间歇期的乳腺癌是漏诊还是新发生的病例尚无有效的区分方法，但一般将乳腺 X 线漏诊定义为影像学诊断阴性者 1 年之内发生乳腺癌的情况。根据这一定义，文献报道乳腺 X 线对 40～49 岁妇女的敏感性为 53％～81％；50 岁以上妇女为 73％～88％。另有文献报道在乳腺 X 线普查中发现异常的概率为 5％～7％，而其中 70％是良性病变。由此可见，为提高乳腺癌早期诊断的敏感性和特异性，必须将乳腺 X 线普查和其他一种或几种早期诊断措施联合起来。

（2）临床体检（CBE）：定期接受临床体检是早期发现乳腺癌的有效方法之一。专科医师对受检妇女进行认真、细致的 CBE，不遗漏乳腺内的微小结节和细微改变，包括乳头溢液、乳晕皮肤改变等。触诊的范围主要包括双侧乳房的 4 个象限及各区域淋巴结。专科医师可检查出＜1cm 的早期乳腺癌。对腺体组织片膜状增厚和孤立性小结节应仔细检查，尤其要注意肿块大小、形态、活动度及肿块表面和边缘情况、与皮肤和深部组织关系等。但早期乳腺癌不一定具有典型的临床表现，故而容易造成漏诊。我们不能以“肿块”作为诊断乳腺癌必不可少的首要体征。多位相关人员也曾报道了 77 例不伴肿块的早期乳腺癌，主要是由于重视局部腺体增厚、乳头溢液和乳头糜烂等表现，经进一步检查后发现乳腺癌的存在。此外，诸如乳头轻度回缩、乳房皮肤轻度凹陷、乳晕轻度水肿及绝经后出现乳房疼痛等均是有价值的临床表现。在乳腺癌的普查实践中发现，CBE 的作用明显弱于乳腺 X 线检查，但由于体格检查的某些发现可以为放射科医师阅读乳腺 X 线片提供重要的参考依据，所以许多专家建议将乳腺体检和乳腺 X 线检查结合起来用于乳腺癌的筛检。美国癌症协会（ACS）推荐 CBE 应该在进行影像学检查之前或之后短时间内进行。

临床体检对既往曾患乳腺癌的妇女亦有重要的意义，对早期发现、早期诊断复发性乳腺癌起着重要的作用。乳腺癌术后的定期临床体检一般为术后 2 年内间隔 3～6 个月检查 1 次；术后 3～5 年间隔 6 个月检查 1 次；术后 5 年以上间隔 1 年 1 次。体检应包括对侧乳房，并结合 1 年 1 次的乳腺 X 线检查。定期临床体检亦适用于其他的乳腺癌高危人群，例如有乳腺小叶原位癌或非典型增生病变的妇女、有明显家族乳腺癌遗传倾向的妇女或者 BRCA-1 或 BRCA-2 基因突变者，检查的间隔时间一般为半年 1 次。

（3）乳房的自我检查：70%的乳腺癌是由患者自己检查发现的，因此自我检查乳房，是早期发现乳腺癌的最好方法。＞35 岁的妇女发生乳腺癌的机会逐渐增加，故＞35 岁的妇女应定期进行乳房的自我检查。检查的时间最好在每次月经后 7～11 天，此时内分泌激素（主要为雌激素）对乳腺影响最小，乳腺处于相对静止状态，这时乳腺最松软，乳腺组织较薄，乳腺如有病变或异常容易被查出。而经前期乳腺处于充血状态，常使乳腺组织变厚成块状改变，以致难以辨认正常或者异常及病变性质。根据乳腺癌生长速度，大多数专业人员认为妇女自我检查每个月 1 次较为合理，切不可间隔时间超过半年。且随着年龄的增长，自我检查乳房间隔时间应缩短。原有乳房病变的患者更该如此。

乳房自我检查的优点是经济、便捷、很少受时间限制及对人体无损伤等。目前对于乳房自我检查的效果还存在争议，相当一部分研究提示自我检查有助于发现小的或淋巴结阴性的乳腺癌。尽管 Foster 等的临床对照研究报告，在自检组中乳腺癌的 5 年生存率为 75%，而对照组则为 57%，但也有大规模的前瞻性对照研究结果显示自检组和对照组乳腺癌的死亡率并无差异。然而应当认识到有许多因素会影响效果评价的准确性。例如，在设立对照组时除了存在选择偏倚外，还会有“对照组污染”的情况，即对照组有部分患者也可能自觉地进行乳房自我检查或定期临床检查，另外妇女对乳房自我检查方法的掌握程度和依从性也是重要的影响因素。北京市的一项乳房自检研究报告显示，参与对象为知识分子者乳腺癌的发现率较高，因此强调对参加乳房自我检查的妇女应进行充分合理地宣教与指导，如在月经周期的哪个时期进行自我检查为最佳，早期乳腺癌的临床表现等。

（二）其他早期诊断乳腺癌的措施

除上述 3 种普查的基本措施外，乳腺超声检查、乳腺 MRI 检查、乳头溢液筛检及影像学引导下的微创活检等在早期发现乳腺癌中也有较大的应用价值。乳腺超声检查具有快捷、安全、灵便的特点，是一种易被接受的乳腺检查方法，通常用于乳腺 X 线或体检普查发现的异常病灶的进一步筛检，亦是常规乳腺普查的一种辅助或补充检查措施。乳腺 MRI 检查较乳腺 X 线与超声检查在早期诊断乳腺癌方面有更高的敏感性和特异性。但是，由于目前 MRI 检查费用较昂贵，检查时间也明显长于乳腺 X 线检查，且它需要向血管内注射造影剂，属于一种有创性的检查措施，因此不适合于大规模的人群普查。其主要适用于有明显乳腺癌家族史或携带乳腺癌相关基因的高危妇女的乳腺癌筛查。对乳头溢液筛检常用的方法有乳头溢液细胞学检查、乳腺导管造影、乳腺导管内视镜（FDS)。FDS 是出现于 20 世纪 90 年代的一种新的筛检技术，其优势在于不仅操作简便、诊断敏感性高（＞90%)，而且还能准确定位、直观乳管内病变，以便于组织学活检。FDS 检查大大提高了乳头溢液病因诊断的准确率，基本解决了乳头溢液的病因诊断问题。组织学活检是乳腺癌确诊的金标准，也是早期诊断中的最后一步。目前，组织学活检应用最广泛的是影像学引导下的微创活检，主要包括细针吸取细胞学检查（FNA）及空芯针活检（CNB)。FNA 是一种安全、便捷、微创的病理检查方法，但它仅能提供细胞学的诊断，无法区分病理上的乳腺原位癌和浸润性癌，也无法对某些细胞形态异常做出明确的判断，因而存在许多不确定性，限制了其广泛的应用。CNB 是目前应用广泛的乳腺肿瘤微创诊断方法，用于可扪及肿块和不可扪及肿块乳腺病变的确定性诊断，具有简便、快速、经济、瘢痕微小、可获取足够的标本量、可获得更明确的组织病理学诊断、能够区分乳腺原位癌和浸润性癌、适合所有医院开展的优势。第一代 CNB 使用的弹道装载穿刺枪，最常用的是巴氏活检枪（Bard gun)，其使用简单、方便、快捷和经济，但需多点穿刺，主要适用于乳腺肿块和不能扪及肿块的病变等。第二代空芯针活检（CNB）及真空辅助乳腺穿刺活检（VABB，Mammatome 和 Vacora 蓝枪微创旋切系统）问世于 20 世纪 90 年代中期，使一次穿刺能切取多个标本，避免穿刺枪多次穿刺带来的痛苦，CNB 是目前对于钙化灶活检最好的方法。其定位准确，获取的组织量较多，诊断准确率高，且不留明显的瘢痕。推广影像学引导下的乳腺微创活检可明显降低乳腺癌筛检的成本，并且因其无须住院及手术而使妇女积极地参与乳腺癌的早期诊断工作中来。

（三）乳腺癌普查的指导原则

1997 年，美国癌症协会（ACS）制定了乳腺癌早期发现的推广原则，包括以下 3 点：①18～39 岁：每个月 1 次乳房自我检查，3 年 1 次临床体检。②40～49 岁：每年 1 次临床体检和乳腺 X 线检查，高危妇女向医师咨询是否需在 40 岁以前开始普查，以及 40～49 岁时乳腺 X 线检查的间期。③50 岁以上：每年 1 次临床体检和乳腺 X 线检查，每个月 1 次乳房自我检查。

2003 年，ACS 的乳腺癌普查指南建议如下：①40 岁开始进行乳房摄片检查。②建议 20～40 岁的女性定期进行健康体检，至少每 3 年 1 次。③将 CBE 作为≥40 岁的女性健康体检的一部分，最好每年 1 次。④应当告诉≥20 岁的女性乳腺自我检查的优点和不足，让其自行选择是否进行乳腺自我检查。⑤应当依据老年女性的健康状况和预期寿命确定乳腺摄片的可能益处和危险，健康的女性应当继续进行乳房摄片。⑥对于患乳腺癌危险增加的女性，应当更早开始普查，缩短普查间期，应用除乳腺摄片之外的普查方式，例如体格检查、超声和磁共振检查等，但目前还不清楚这些检查手段的效力如何。

乳腺癌的严重高危妇女，如有明显乳腺癌家族遗传史倾向、一级亲属绝经前患乳腺癌及有乳腺癌相关基因阳性的妇女、既往有乳腺癌或非典型增生者应采取更严密的检测措施：①从发现高危因素起，每个月1次乳房自我检查，每4～6个月1次临床体检。②35岁起每年1次乳腺X线检查。③必要时每年1次乳腺MRI检查。

临床医师或相关专业人员应积极宣传上述指导原则，并将其推广开来，使之成为有效的控制乳腺癌的方法。

二、乳腺癌的预防

（一）化学药物预防

化学药物预防的定义为：通过应用化学药物（天然或合成）阻止或逆转致癌因素来预防癌症的发生。乳腺癌的化学预防主要有选择性雌激素受体调节药类和非选择性雌激素受体调节药类药物。选择性雌激素受体调节药类药物主要依赖雌激素受体而发挥作用，目前最常见的有他莫昔芬及雷洛昔芬。非选择性雌激素受体调节剂类药物则可以不依赖雌激素受体而发挥化学预防的作用，此类药物主要包括视黄素及植物性雌激素。

（1）他莫昔芬（TAM）：美国食品药物管理局（FDA）于1999年正式批准他莫昔芬为预防乳腺癌用药，应用TAM作为乳腺癌的化学性预防的随机前瞻性临床研究主要有4项：NSABP的BCPT-I乳腺癌预防试验、RMH化学预防试验、国际乳腺癌干预研究I、意大利TAM预防研究。其中NSABP的BCPT-I乳腺癌预防试验和国际乳腺癌干预研究I显示用他莫昔芬可以降低患乳腺癌的危险性，RMH化学预防试验和意大利TAM预防研究的初步分析显示，他莫昔芬在降低乳腺癌发病率方面上没有作用。

NSABP的BCPT-I试验以健康的美国妇女作为样本选择对象，选择条件：①年龄＞60岁。②年龄为35～59岁，但5年乳腺癌患病危险性至少为1.66%。

危险因素包括：小叶原位癌、一级亲属患有乳腺癌、乳腺活检史、非典型增生、初产年龄＞25岁、初潮年龄＜12岁等。共13388名妇女参与该试验，持续5年。结果显示，服用他莫昔芬组的乳腺癌发病率比服用安慰剂组降低了49%。BCPT-I试验还显示，有小叶原位癌或非典型增生病史的妇女应用他莫昔芬获益更大。有小叶原位癌病史妇女乳腺癌患病危险率降低了56%（RR＝0.44，95% CI＝0.16～1.06），非典型增生病史的妇女乳腺癌患病危险率降低了86%（RR＝0.14，95% CI＝0.03～0.47）。

Royal Marsden医院试验（RMH化学预防试验）选择30～70岁具有乳腺癌家庭史的健康女性为研究对象，样本选择条件包括：①至少有一名＜50岁的一级亲属患有乳腺癌。②有一名一级亲属患有双侧乳腺癌。③有一名一级亲属及另一名一级或二级亲属都患有乳腺癌。④有一名一级亲属患有乳腺癌，同时本人有良性乳腺疾病活检史。在研究中，受试妇女允许使用激素替代疗法（HRT）。实验选取2494名妇女，持续8年，结论是他莫昔芬对乳腺癌的发生没有保护作用；HRT和他莫昔芬在乳腺癌发生上无相互作用。对此试验的质疑是样本小，以家族史作为单一的危险因素，并缺少评判结果的统计学效力，以及定义高危乳腺癌妇女方法的不标准。

国际乳腺癌干预研究I（IBIS-I）持续5年，在该研究中，入组条件为：女性患乳腺癌的危险性在45～70岁增加2倍以上，40～44岁增加4倍以上，35～39岁增加10倍以上。危险因素包括家族史、小叶原位癌病史、非典型增生、从未生育、有良性乳腺病活检史等。此试验允许用HRT，40%的妇女在试验的某阶段使用过HRT。试验选取了7152名35～70岁的妇女，该试验的结论是在试验期间应用HRT的妇女，他莫昔芬使其浸润性乳腺癌的发病率降低了24%，从未使用过HRT妇女的发病率降低了27%，而仅在试验开始前使用过HRT的妇女，发病风险降低了57%，有显著的统计学意义。

意大利试验持续5年，选取35～70岁的妇女共5408名，试验对样本是否具有乳腺癌的高危因素未作要求，且有47%的妇女接受过绝经前的子宫切除术。该实验的实验组与对照组的乳腺癌发病率无显著性差别。导致差别无统计学意义的主要原因在于该试验样本不是来自高危人群，其乳腺癌的危险因素甚至低于一般人群。

用于降低乳腺癌危险性时，TAM 的剂量为 20mg/d，其他的剂量与用法的安全性及有效性尚未评估过。目前开始服用TAM的最早年龄尚未确定，但是BCPT的研究提示绝经前有乳腺癌高危因素的妇女使用TAM可能延长总人口寿命。由于TAM疗法有中风及肺栓塞这两个致命危害，所以对绝经后妇女使用TAM必须认真考虑好处和风险，尽量两害取其轻。

（2）雷洛昔芬（RAL）：雷洛昔芬的化学预防作用已在动物实验中得到证实，在啮齿类动物子宫内起到抗雌激素作用，且该化合物与雌激素受体亲和力高。与TAM相比，RAL能预防骨质疏松性骨折的作用，可降低血中低密度脂蛋白和胆固醇的水平，且不增加子宫内膜癌的危险性。在MORE实验中将年龄<81岁（平均年龄为66岁）的7705名绝经后妇女随机给予RAL或安慰剂。经过平均40个月的随诊，RAL降低了有骨质疏松的妇女76%的浸润性乳腺癌的危险性，主要降低了90% ER阳性乳腺癌的发生，但不降低ER阴性乳腺癌的发生危险性。

STAR试验于1997年7月在美国开始，该试验的最初目的是确定并比较TAM和RAL是否能明显降低浸润性乳腺癌的发生率，以及两者之间的优劣比较。该研究共纳入19747例绝经后女性患者，她们随机接受5年TAM（9743例）或雷洛昔芬（9769例）治疗。其结果为：TAM组和雷洛昔芬组各发生浸润性乳腺癌163例和168例，非浸润性乳腺癌TAM组（57例）较雷洛昔芬组（80例）少。但雷洛昔芬组在妇科疾病、血栓形成、下肢痛性痉挛和排尿控制症状等方面的发生率均低于TAM组。

（3）视黄素：天然或者源于维生素A合成的视黄素在试验模型中证明有抗癌作用，其在细胞代谢过程的多个环节起调节作用，其中包括增殖、分化、恶性变和凋亡方面。从药理学角度看，视黄素在体内外均能恢复癌前或癌细胞的分化增殖规律。有大量动物实验证明，视黄素可有效预防包括乳腺癌在内的各种上皮癌，但是由于长期服药会造成毒性不良反应，如皮黏膜毒性、血甘油三酯过高和致畸性，故其治疗应用受限。视黄酸的合成酰胺产物4-HPR是通过改变视黄素的基本结构开发的低毒性的同类药物，其能通过抑制调节细胞生长信号的AP-1转录因子来抑制雌激素介导的乳腺细胞增生，还能抑制两个雌激素靶基因：pS_2基因和黄体酮受体基因，Moon等检测了其生物活性，并证实其优先在乳腺癌中蓄积，比其他视黄素药物的毒性较低，且具有更强的抑制乳腺癌的活性。4-HPR的临床Ⅲ期试验开始于1987年，历时10年，有2972名30～70岁Ⅰ期乳腺癌术后妇女，此试验结果显示长期使用（超过5年）4-HPR减少绝经期前早期乳腺癌患者的对侧乳腺癌的发生率及同侧乳腺癌的复发率。

4-HPR 常见的不良反应有暗适应降低和皮肤不适，少见不良反应有胃肠道不适及眼球表面不适。由于 4-HPR 降低乳腺癌危险性的有效性和安全性资料室有限的，故 FDA 尚未批注其可用于乳腺癌的预防。

（4）黄豆及其制品：亚洲妇女的乳腺癌发病率远远低于北美及欧洲妇女，这与饮食习惯密切相关。近年来发现，长期食用黄豆对乳腺癌具有预防作用。黄豆及其制品的防癌作用与黄豆中的异黄酮有关，其防癌的机制很多，包括各种抗增生作用、调节体内激素代谢酶和结合蛋白质、引入凋亡和可能存在的抗血管生成基因的作用。黄豆中的异黄酮有三羟异黄酮、二羟异黄酮（大豆黄酮）和黄豆黄素等，其中研究最多的为三羟异黄酮，体外及动物实验已证实三羟异黄酮具有预防乳腺癌的作用，但临床试验还鲜有报道。

（二）预防性靶器官切除术

（1）预防性乳房切除术：近来的研究证明了预防性乳房切除术对有乳腺癌家族史和有乳腺癌遗传素质妇女是有效的。Hartmann 等对 639 名具有乳腺癌家族史的健康妇女进行了预防性乳房皮下切除术的效果研究，经过中位时间为 14 年的随访，结果证实预防性乳房切除术将高危妇女的乳腺癌危险至少降低 90%，高危组的乳腺癌相关死亡率至少降低 81%；将中危妇女的乳腺癌危险也同样降低至少 90%，中危组的乳腺癌相关死亡率减少了 100%。该研究表明，预防性乳房切除术明显降低有家族高危因素妇女的乳腺癌发生率。

荷兰的 Dr Daniel den Hoed 肿瘤中心前瞻性研究随访了 139 名携带 BRCA1 或 BRCA2 基因突变的健康妇女，中位随访 3 年，其中接受了预防性乳房切除术的 76 名妇女中无发病病例，而其余 63 名选择观察的妇女中发生了 8 例乳腺癌。该研究也证实了预防性乳房切除术能有效地降低 BRCA1 或 BRCA2 基因突变携带者的乳腺癌危险度。

近年来，保留皮肤的乳房切除术和重建方法等改良外科技术的应用，大大提高了预防性全乳切除术的医患接受程度。

（2）预防性卵巢切除术：有研究显示，在＜50 岁的 BRCA1 或 BRCA2 基因突变携带者中预防性卵巢切除术能同时降低卵巢癌和乳腺癌的危险性。但是，对这类手术的指征及利弊的认识尚无统一认识。

癌症的普查和预防一直是抗癌研究中的重要问题，在乳腺癌中也不例外。显然，要控制乳腺癌对人类的威胁，不仅需要合理的治疗策略，更需要有效的预防策略。在今后的研究中，我们将致力于普查和预防这两个方面，力求提高乳腺癌的生存率。

临床经验和探讨：在我国，乳腺癌的发病率呈逐年上升趋势，且有年轻化倾向。乳腺癌的早期诊断颇为困难，往往需要影像学的检查，彩色 B 超仍为首选，CT 或 MRI 个别病例适用，但最终有赖于病理学确诊。麦默通技术为病理诊断提供了独特的价值。乳腺癌的治疗是以手术为主（为基础）的综合治疗，在完成手术的基础上，结合化疗、放疗、内分泌治疗仍然是目前治疗乳腺癌的主流方法。新辅助化疗的开展，为某些乳腺癌病例提供了手术机会。目前，改良乳腺癌根治术，仍是国内乳腺癌手术的主流术式。适宜病例，可行保乳乳腺癌根治术。腋窝淋巴结转移数超过 2～3 个者，在完成化疗后可放疗。ER、PR 阳性者，在化疗、放疗完成后应行内分泌治疗 5 年。目前，内分泌治疗药物多种，首选的仍为他莫昔芬。对 C-erbB-2（＋＋＋）强阳性者，还可选择曲妥珠单抗（赫赛汀）进行生物靶向治疗；对 C-erbB-2（＋＋）者则应进行 FISH 或 CISH 检测，如行 FISH 或 CISH 检测有基因扩增则行靶向治疗。

乳腺癌是一种多因素的心身疾病，传统上仍以躯体疾病治疗为主。随着医学模式的转变，社会心理因素与癌症的关系越来越受到关注，对乳腺癌患者应多进行心理疏导。我院多年来组织“乳腺癌病友联谊会”，定期开展活动，对乳腺癌患者进行心理疏导收到良好的效果。

由于乳腺癌综合治疗的积极开展，我国目前乳腺癌患者的 5 年生存率已有大幅度提高。

参考文献

[1] 石朋．甲状腺乳腺外科诊疗实践[M]．北京：科学技术文献出版社，2020.
[2] 代伟．甲状腺与乳腺疾病诊疗精粹[M]．上海：上海交通大学出版社，2018.
[3] 马姝．实用甲状腺乳腺疾病诊断与治疗[M]．北京：科学技术文献出版社，2019.
[4] 任立军．甲状腺与乳腺外科诊疗新进展[M]．上海：上海交通大学出版社，2019.
[5] 姚永强．甲状腺乳腺良恶性肿瘤治疗学[M]．北京：科学技术文献出版社，2019.
[6] 张华．现代乳腺甲状腺外科学[M]．北京：科学技术文献出版社，2014.
[7] 张传平．实用临床乳腺甲状腺诊疗技术[M]．北京：科学技术文献出版社，2019.
[8] 孔令泉，吴凯南，卢林捷．乳腺肿瘤甲状腺病学[M]．北京：科学出版社，2017.
[9] 何文，黄品同．乳腺、甲状腺介入性超声学[M]．北京：人民卫生出版社，2018.
[10] 轩维锋，徐晓红．乳腺超声与病理诊断[M]．北京：科学技术文献出版社，2019.
[11] 邵志敏，沈镇宙，徐兵河．乳腺肿瘤学[M]．上海：复旦大学出版社，2018.
[12] 王兆信，潘化远．乳腺病最新疗法[M]．北京：中医古籍出版社，2017.
[13] 邵志敏，沈镇宙．乳腺原位癌[M]．上海：复旦大学出版社，2017.
[14] 郭力．乳腺疾病预防与调养[M]．北京：中国中医药出版社，2016.
[15] 程蔚蔚，胡修全．乳腺疾病[M]．北京：中国医药科技出版社，2009.
[16] 黄焰，张保宁．乳腺肿瘤实用外科学[M]．北京：人民军医出版社，2015.
[17] 张云杰，孟繁铭，李平．乳腺疾病[M]．北京：中国医药科技出版社，2016.
[18] 李海志，徐群，武正炎．实用乳腺手术学[M]．北京：人民军医出版社，2013.
[19] 刘鹏熙，刘晓雁．乳腺癌与乳腺增生[M]．北京：中国中医药出版社，2012.
[20] 雷秋模．实用乳腺病学[M]．北京：人民军医出版社，2012.
[21] 倪青，王祥生．甲状腺功能亢进症中医治疗学 基础与临床[M]．北京：科学技术文献出版社，2016.
[22] 王怡，富丽娜，许萍．乳腺常见疾病超声诊断[M]．上海：上海科学技术出版社，2014.
[23] 梁存河，支楠．甲状腺乳腺疾病诊疗手册[M]．北京：人民军医出版社，2010.
[24] 刘冰．临床普外与大外科诊疗实践[M]．北京：科学技术文献出版社，2018.
[25] 刘云．实用临床普外科学[M]．北京：科学技术文献出版社，2013.
[26] 胡予．甲状腺疾病诊断与治疗[M]．上海：上海科学技术文献出版社，2020.
[27] 吴艺捷．甲状腺疾病临床处理[M]．上海：上海科学技术出版社，2019.
[28] 刘军．甲状腺功能亢进诊断与治疗[M]．上海：上海科学技术文献出版社，2020.
[29] 吕晓红．甲状腺疾病[M]．北京：中国医药科技出版社，2014.
[30] 薛耀明，曹瑛，邹梦晨．甲状腺疾病防治指导[M]．北京：人民军医出版社，2015.
[31] 王强修，陈海燕．甲状腺疾病诊断治疗学[M]．上海：第二军医大学出版社，2015.
[32] 戴军，方先勇．甲状腺细胞病理图谱[M]．北京：人民军医出版社，2013.
[33] 刘艳骄．甲状腺疾病中西医结合治疗学[M]．北京：科学技术文献出版社，2012.